Handbook of Cutaneous Melanoma

A Guide to Diagnosis and Treatment

皮肤恶性黑色素瘤手册

诊疗指南

〔德〕德克·斯卡登道夫
主　编　〔德〕科琳娜·科赫
〔德〕伊丽莎白·利文斯通
主　译　杨　蕴　任秀宝

天津出版传媒集团

天津科技翻译出版有限公司

著作权合同登记号：图字02-2014-434

图书在版编目（CIP）数据

皮肤恶性黑色素瘤手册：诊疗指南 /（德）斯卡登道夫（Schadendorf, D.），
（德）科赫（Kochs, C.），（德）利文斯通（Livingstone, E.）主编；杨蕴等译.
天津：天津科技翻译出版有限公司，2014. 10
　书名原文：Handbook of Cutaneous Melanoma: A Guide to Diagnosis and Treatment
　ISBN 978-7-5433-3463-2

　Ⅰ. ①皮…　Ⅱ. ①斯…　②科…　③利…　④杨…　Ⅲ. ①黑色素瘤－诊疗－
手册　Ⅳ. ①R739. 5-62

中国版本图书馆CIP数据核字（2014）第250137号

授权单位：Springer-Verlag GmbH
出　　版：天津科技翻译出版有限公司
出 版 人：刘 庆
地　　址：天津市南开区白堤路244号
邮政编码：300192
电　　话：(022)87894896
传　　真：(022)87895650
网　　址：www.tsttpc.com
印　　刷：唐山新苑印务有限公司
发　　行：全国新华书店
版本记录：889×1194　32开本　4印张　100千字
　　　　　2014年10月第1版　2014年10月第1次印刷
　　　　　定价：35.00元

（如发现印装问题，可与出版社调换）

译者名单

主 译：杨 蕴 任秀宝

译 者：杨 蕴（天津医科大学肿瘤医院骨与软组织肿瘤科）

任秀宝（天津医科大学肿瘤医院生物治疗科）

杨吉龙（天津医科大学肿瘤医院骨与软组织肿瘤科）

张新伟（天津医科大学肿瘤医院生物治疗科）

赵 军（天津医科大学肿瘤医院骨与软组织肿瘤科）

廖智超（天津医科大学肿瘤医院骨与软组织肿瘤科）

马晓飞（天津医科大学肿瘤医院生物治疗科）

苏月颖（天津医科大学肿瘤医院生物治疗科）

周 莉（天津医科大学肿瘤医院生物治疗科）

任志午（天津医科大学肿瘤医院骨与软组织肿瘤科）

作者简介

Dirk Schadendorf医生，德国埃森大学医院皮肤科主任。

Dirk Schadendorf医生毕业于德国汉堡大学医院，1986年从医，1987年到美国纽约斯隆-凯特琳纪念肿瘤中心进行2年的博士后研究，进行肿瘤免疫方面的研究。他在德国柏林鲁道夫魏尔啸医院皮肤科工作6年，获得皮肤病及性病学执照并晋升为皮肤病学助理教授。1995年起他陆续获得变态反应疾病、质量管理、肿瘤化学药物治疗、姑息医学的执照。在1997年获得海森堡奖后，他成为慕尼黑大学医院皮肤肿瘤科的副教授、海森堡大学医学职员及位于德国海森堡的德国肿瘤中心的皮肤肿瘤科主任。作为德国埃森大学医院皮肤科主任，他参与了31项临床实验。同时他还是德国DeCOG（皮肤肿瘤合作组织）的主席，也是著名的欧洲癌症治疗研究组织EORTC中恶性黑色素瘤组的当值主席。他专注于转化研究且发表300余篇文章。

共同作者

Corinna Kochs医生，德国埃森大学医院皮肤科住院医师。

Corinna Kochs医生毕业于比利时布鲁塞尔的天主教鲁汶大学和德国蒙斯特的威斯特法伦·威廉姆斯大学医学院。2011—2013年她参与《德国恶性黑色素瘤指南》的编撰。这部指南是第一部基于GCP结果及循证医学基础上推荐的关于皮肤恶性黑色素瘤诊断、治疗和随访的德国恶性黑色素瘤指南。

Elisabeth Livingstone医生，德国埃森大学医院皮肤科主治医师。

Elisabeth Livingstone医生在德国基尔的克瑞斯汀-阿尔勃特兹大学学医，也在那里进行皮肤病学培训。她的主要研究领域是皮肤肿瘤学及致肿瘤物的皮肤不良反应。她参与多个Ⅱ、Ⅲ期的基底细胞癌和黑色素瘤的临床实验。

译者前言

近几十年来，全球恶性黑色素瘤的发病率呈明显增高趋势。恶性黑色素瘤极易发生扩散和转移，先前晚期恶性黑色素瘤缺乏治疗手段，预后极差。近期研究发现，遗传和免疫因素与恶性黑色素瘤的发生和发展密切相关，这项研究为恶性黑色素瘤的诊断和治疗的进步奠定了基础，使疗效不断提高，预后明显改善。

由天津医科大学肿瘤医院骨与软组织肿瘤科和生物治疗科的临床医师翻译了2013年德国埃森大学医院皮肤科主任Dirk Schadendorf 主编的《皮肤恶性黑色素瘤手册：诊疗指南》一书。该指南基本反映了目前国际上对恶性黑色素瘤诊断和治疗的最新共识，可为国内恶性黑色素瘤临床规范诊治提供重要的参考和依据。

鉴于时间仓促和水平有限，翻译的内容和文字难免有误，恳望读者不吝赐教。

杨蕴　任秀宝

缩略词表

AJCC	美国癌症联合会
APC	抗原递呈细胞
CGH	比较基因组杂交
CT	计算机断层扫描
CTLA-4	细胞毒性T淋巴细胞抗原4
EMA	欧洲药学机构
FDA	美国药品食品管理局
GM-CSF	粒细胞—单核细胞集落刺激因子
HDAC	组蛋白去乙酰化酶
ICD-0-3	国际疾病分类—肿瘤—第三版
IFN	干扰素
IHC	免疫组织化学
IL-2	白介素-2
LDH	乳酸脱氢酶
MHC	主要组织相容性复合体
MRI	核磁共振成像
NICE	国立健康及护理院
NOS	非特指的
PD-1	程序性细胞死亡-1
PET	正电子发射断层显像
RNAKL	受体活化的NF-kapa B配体
SCREEN	德国北方的皮肤肿瘤研究为有效筛选提供证据

SPECT	单电子发射计算机断层成像
T-VEC Talimogene Laherparepvec	可注射的溶瘤细胞的免疫疗法
TA-99	酪氨酸酶相关蛋白抗体
TCR T	细胞受体
TNF-a	肿瘤坏死因子
TNM	肿瘤/淋巴结/转移
TRP-1	酪氨酸酶相关蛋白-1
UV	紫外线
wb(whole body)	全身
WHO	世界卫生组织

目 录

第一章　皮肤恶性黑色素瘤简介 ··1

　　流行病学：发病率和死亡率 ···1

　　发病机制 ···3

　　预防和筛查 ··9

第二章　皮肤恶性黑色素瘤的临床特征及分期 ····························13

　　黑色素瘤分型 ··13

　　AJCC临床分期 ··17

　　预后因素及疾病进程 ···20

第三章　皮肤恶性黑色素瘤的诊断、分期和随访 ·······················29

　　初始诊断 ··29

　　前哨淋巴结活检 ···36

　　诊断性检查 ··41

　　随访 ···46

第四章　原发病变及局部区域病变的治疗 ·············· 51

　　原发肿瘤的局部治疗　·························· 51

　　原发肿瘤切除术后的辅助治疗　·················· 56

　　局部区域转移性恶性黑色素瘤的治疗 ·············· 60

第五章　转移性和不可切除转移性病变的治疗··········· 75

　　转移病灶的外科治疗　························· 75

　　远处转移病灶的放疗　························· 78

　　特别区域的转移瘤治疗　······················ 80

　　系统治疗　······························· 83

第六章　新兴药物与联合治疗 ··················· 99

　　MEK抑制剂　···························· 99

　　BRAF与MEK抑制剂联合用药　················100

　　伊匹单抗与威罗非尼联合用药　················100

　　PD-1和PD-L1抗体 ······················100

　　其他临床试验　························· 102

第一章　皮肤恶性黑色素瘤简介

　　恶性黑色素瘤在全世界范围内发病率日益增高，易于远处转移和扩散，是目前恶性程度最高的皮肤肿瘤。由于晚期恶性黑色素瘤的治疗手段有限，预后极差。当前恶性黑色素瘤的病因尚不完全清楚，但发现了一些与恶性黑色素瘤的发生有关的危险因素[1-3]。过去，晚期恶性黑色素瘤的治疗方法非常有限，而且有效率较低。近年来，恶性黑色素瘤相关的研究进展迅速，已经发现遗传和免疫因素与恶性黑色素瘤的发生、发展密切相关，这为恶性黑色素瘤的靶向和免疫治疗奠定了基础。

　　恶性黑色素瘤和黑色素瘤是同义词，文中采用后者。

流行病学：发病率和死亡率

　　过去数十年，黑色素瘤在全球白人中（尤其是年轻人和女性）的发病率明显升高，已经成为白人增长最快的恶性肿瘤之一[1,4,5]。对比其他常见的恶性肿瘤，黑色素瘤的发病率和死亡率见图1.1[6]。

　　全球每年有约132 000例黑色素瘤病例，其中澳大利亚和新西兰最为多见。2013年，预计有76 690名新发病例和9480名死亡病例。此外，2013年大概有61 300名患者初诊为原位黑色素瘤。

　　在西欧和北美，多数黑色素瘤患者在早期（T1）被确诊，这些患者中女性的5年生存率超过90%，男性为87%[9]。然而，老年患者以及晚期患者的预后不佳[10]。一旦黑色素瘤播散和远处转移，总生存率极差。非转移患者的5年生存率为98%，而转移患者仅为15%[4]。

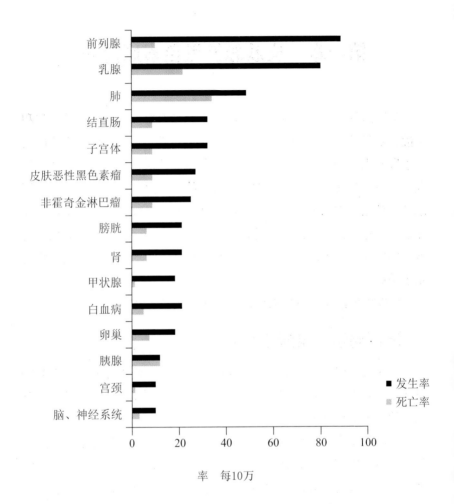

图1.1 预计的年龄标化的发病率和死亡率：两种性别（2008）。经由Ferlay、J Shin HR、Bray F、Forman D、Mathers C和Parkin DM同意转载[6]。（见彩插）

发病机制

黑色素瘤是来源于黑色素细胞的恶性肿瘤，黑色素细胞位于皮肤表皮中，负责生产黑色素（图1.2）。根据特征分两类：红黄黑色素主要在浅肤色的人种（灰、蓝或者绿色眼睛；金色或者红色的头发；雀斑人群）中占优势，深色黑色素出现在深肤色的人种中（棕色的眼睛；深色的头发）[11, 12]。

黑色素瘤可以来源于先前存在的痣，如先天性或后天性的痣，或者非典型的痣，但是一半以上的黑色素瘤来源于新生的痣[9, 13]。已经发现了一些与黑色素瘤的发生相关的危险因素，将在以下部分讨论。过去10年，已经发现多种免疫过程和基因变化与黑色素瘤的发病相关，本章节也将涉及。

风险因素

环境危险因素

1991年，阳光、紫外线和皮肤三者中已确认紫外线（UV）是黑色素瘤发病的主要风险因素之一[14]。后来的研究进一步证实紫外线（UV）照射是主要的环境因素，尤其在那些间断暴露于紫外线下的人们[2]。

晒伤史也是一个重要的危险因素。相对于成年人，儿童晒伤导致患病的风险稍高[2, 7]。晒伤和黑色素瘤之间的关系在高原地区尤其明显，在低海拔地区也有一定的相关性[2]。

紫外线照射致细胞和DNA损伤的主要危害在于增加了突变风险[15, 16]。有皮肤光化学损伤的人群，如日光性色斑、弹性组织增生症、日光性角化症和非黑色素皮肤肿瘤[如鳞状细胞癌和（或）基底细胞癌]，更易患黑色素瘤[3]。

获得性和遗传性危险因素

先天性或获得性普通和非典型痣的数量是黑色素瘤发病的重要的独立危险因素[1, 17]。非典型痣主要指那些临床疑似发育不良的痣[1]。已经证实那些至少有5个非典型痣的人群，黑色素瘤的发病率是无非典

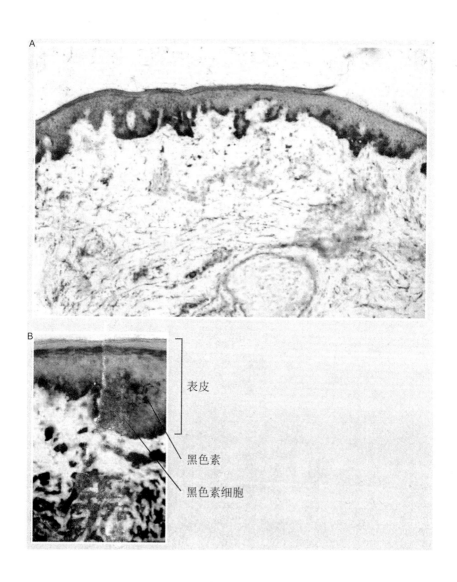

图1.2　表皮基底层中的黑色素细胞。 使用酪氨酸酶相关蛋白-1（TRP-1)特异性抗体，TA-99抗体的免疫组化染色。（A）10倍镜下。（B）40倍镜下。（见彩插）

型痣人群的6倍[1]。多痣有发生黑色素瘤的遗传性倾向。紫外线照射的增加不仅能引起多发痣，还易增加向黑色素瘤转化的风险[1,17]。

Fitzpatrick标准分级是根据皮肤和眼睛的颜色、患者对阳光照射的反应，将皮肤分类（表1.1）[18,19]。相较于深肤色人群，光敏感在浅肤色人群和雀斑人群中更加常见，且已经发现光敏感与黑色素瘤相关[3]。需要注意的是，先天性紫外线敏感不仅与黑色素瘤的发生有关，也与其他皮肤肿瘤有关，如白人的皮肤鳞状细胞癌和（或）基底细胞癌[3,7]。

个人既往黑色素瘤病史和家族黑色素瘤病史（一名或多名一级亲属有黑色素瘤病史）是黑色素瘤发病的高危因素[3,5,20]。黑色素瘤家族史更多的信息可以在Melanoma Genetics Consortium中查阅[21]。

表1.1　依据表型和日晒反应分类的Fitzpatrick皮肤类型

Fitzpatrick 皮肤分类	表　型	日晒反应
I	白或浅肤色；雀斑；红色或浅色头发；蓝色眼睛	经常晒伤，晒不黑
II	白肤色，金黄色或者浅色头发；蓝色、淡褐色或绿色眼睛	经常晒伤，不易晒黑
III	白色或者淡褐色皮肤；浅色头发或眼睛	经常晒伤，不易晒黑
IV	褐色皮肤（典型地中海高加索人皮肤）	不易晒伤，易晒黑
V	深褐色皮肤（中东皮肤类型）	很少晒伤，易晒黑
VI	黑色皮肤	从不晒伤，极易晒黑

来源于Freedberg等[18]和 the international classification of diseases for oncology[19]。

> **要点**
> 黑色素瘤风险如下：
> - 日晒、紫外线照射
> - 痣的数量
> - 皮肤表型（浅肤色、雀斑）和对阳光的敏感
> - 黑色素瘤病史
> - 黑色素瘤家族史

免疫因素

免疫系统分两个部分，体液免疫和细胞免疫，是人体最重要的抗肿瘤免疫[22]，其中重要的机制之一是CD8+细胞毒性T淋巴细胞的肿瘤细胞杀伤作用。然而肿瘤细胞能够调节免疫和相互作用，从而获益和存活[22]。肿瘤逃逸的机制有：抗原递呈的下调或缺失、肿瘤微环境的免疫障碍、T细胞的负调节途径及T细胞功能障碍[23, 24]。

例如，T淋巴细胞上的细胞毒性T淋巴细胞相关抗原-4（CTLA-4）与抗原递呈细胞上的配体(B7-1和B7-2)相互作用是一个重要的抑制信号（图1.3）[25, 26]。CTLA-4在初始T细胞上低表达，而在活化的T细胞上快速诱导，通过自我反馈下调T细胞活化，阻止自身免疫，建立自身免疫耐受。但是，黑色素瘤通过这种机制能够抑制正常T淋巴细胞的功能，降低抗肿瘤效应。

随着对黑色素瘤免疫认识的深入，已经出现通过调节免疫应答来提高机体的抗肿瘤能力的多种方法（如干扰素/疫苗）。近年来，伊匹单抗等选择性CTLA-4抗体已经有效地用于治疗黑色素瘤（详见第五章）。

黑色素瘤发展相关的信号异常

目前已经深入到研究黑色素瘤发病的分子机制。已经发现多个先天性或获得性遗传改变可能是黑色素瘤发展的潜在促进因素，如可能通过某些癌基因活化或抑癌基因失活。

BRAF-MEK-ERK传导通路的上调是一个重要的发现。该级联通路能够将黑色素细胞表面的受体信号传递给细胞核中的DNA。这一通路调

T细胞表面的CD28受体与抗原递呈细胞表面的B$_7$分子结合而启动活化。

表达于T细胞表面的CTLA-4可与CD28竞争结合B$_7$分子，从而导致T细胞抑制。

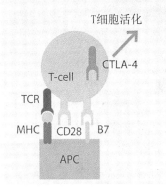
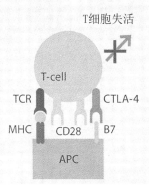

图1.3 正常和受抑制的T细胞功能。APC，抗原递呈细胞；CTLA-4，细胞毒T淋巴细胞相关抗原-4；TCR，T细胞受体；MHC，主要组织相容复合物。Tarhini等同意转载[26]。（见彩插）

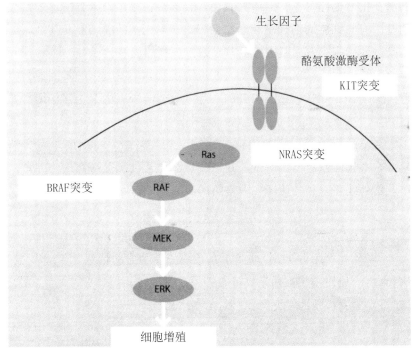

图1.4 概述：突变（BRAF，NRAS，KIT）导致信号失常和肿瘤发生。（见彩插）

节了细胞的生长、生存和迁徙等[11]。BRAF、NRAS和c-KIT等基因突变导致了这一通路的活化和肿瘤的发生（图1.4）[27, 28]。

将近一半的黑色素瘤患者存在BRAF基因突变，常发生单个氨基酸突变(BRAF V600E)[18]。BRAF突变后，细胞收到持续的生长信号，导致克隆生长和肿瘤进展[11, 27]。NRAS和c-KIT突变主要见于肢端和黏膜黑色素瘤（占所有黑色素瘤的10%～15%）[29]。

致癌激酶突变的发现提供了新的靶向治疗方法，如与酪氨酸激酶选择性结合能够抑制信号的传导，如威罗非尼（Venwrafenib）和达拉非尼（Dabrafenib）等选择性BRAF抑制剂，以及曲美替尼（Tmmetinib）等MEK抑制剂。威罗非尼（2011年）、达拉非尼（2013年）和曲美替尼（2013年5月）已被美国药品食品监督管理局批准用于治疗晚期黑色素瘤（见第五章和第六章）。

另外，对黑色素瘤易感家族的研究也被用来阐述与发病机制有关的潜在信号通路[11, 15]。研究表明，普遍存在多个基因突变，最常见的基因有与细胞周期抑制和黑色素细胞衰老相关的CDKN2A和CDK4。这些基因体细胞突变后基因失活，导致黑色素瘤进展[11]。

普通患者低频出现的突变主要位于皮肤和毛发颜色的基因或其附近，如MC1R、ASIP、TYR和TYRP1。这些突变与外界因素相互作用（如日晒），有可能影响黑色素瘤的发生[11]。

需要注意的是，黑色素瘤的病因学相当复杂，目前尚不完全清楚。它不仅涉及单基因突变，还涉及整个先天性和获得性遗传因素，以及紫外线照射和其他环境因素的诱变[11, 30]。

要点

紫外线照射和DNA损伤是黑色素瘤主要的发病因素。不过，黑色素瘤的病因学相当复杂，目前并不完全清楚。部分患者已经发现了确定的驱动基因突变。

预防和筛查

预防（一级预防）

阳光暴露是黑色素瘤的一个主要致病因素。因此，教育大众避免日晒（尤其是对于儿童）非常重要。在澳大利亚，如在操场穿防晒衣、减少晒伤等行为已经开始出现，但在另外一些国家这些运动进行得并不成功，日光暴露等仍然非常常见[7]。尽管目前缺少证据支持一级预防能够延长黑色素瘤患者的生存，但是从长远来看有可能减少患者的死亡[7]。

防晒霜能否防止皮肤黑色素瘤尚不清楚。但是，已经发现防晒霜能够降低鳞状细胞癌的风险，所以建议使用防晒霜。需要告知人们使用防晒霜并不能增加日晒时间，明智的阳光保护是强制性的（如避免日晒，尤其是在上午11时到下午3时）[31]。除了防晒霜，其他阳光保护服饰（如帽子、太阳镜）也受到推荐，这些同样可以减少皮肤紫外线照射的暴露剂量[11, 30]。

筛查（二级预防）

筛查可能导致黑色素瘤发病率的升高，但最终能够减少肿瘤的负担并减少死亡，如全球最大（在德国）的筛查结果显示的那样（德国北部的皮肤癌筛查支持筛查的有效性）[32]。原因在于黑色素瘤早期被诊断，原位或表浅的黑色素瘤切除后可以短期内减少黑色素瘤的死亡率[7, 31]。尽管筛查计划在全球尚未广泛开展，但目前仍然是通过预防和筛查来减少因黑色素瘤死亡的危险[7, 10]。

要点

检查和预防能够减少皮肤癌的发病和死亡率。

参考文献

1　Gandini S, Sera F, Cattaruzza MS, et al. Meta-analysis of risk factors for cutaneous melanoma: I. Common and atypical naevi. *Eur J Cancer*. 2005;41:28-44.

2　Gandini S, Sera F, Cattaruzza MS, et al. Meta-analysis of risk factors for cutaneous melanoma: II. Sun exposure. *Eur J Cancer*. 2005;41:45-60.

3　Gandini S, Sera F, Cattaruzza MS, et al. Meta-analysis of risk factors for cutaneous melanoma: III. Family history, actinic damage and phenotypic factors. *Eur J Cancer*. 2005;41:2040-2059.

4　Cancer Facts & Figures 2010. American Cancer Society. www.cancer.org/downloads/STT/Cancer_Facts_and_Figures_2010.pdf. Accessed June 20, 2013.

5　Reed KB, Brewer JD, Lohse CM, Bringe KE, Pruitt CN, Gibson LE. Increasing incidence of melanoma among young adults: an epidemiological study in Olmsted County, Minnesota. *Mayo Clin Proc*. 2012;87:328-334.

6　GLOBOCAN 2008 (IARC) Section of Cancer Information. FAST STATS. World. globocan.iarc.fr/factsheets/populations/factsheet.asp?uno=900. Accessed June 20, 2013.

7　Giblin AV, Thomas JM. Incidence, mortality and survival in cutaneous melanoma. *J Plast Reconstr Aesthet Surg*. 2007;60:32-40.

8　Ultraviolet radiation and the INTERSUN Programme. World Health Organization. www.who.int/uv/faq/skincancer/en/index1.html. Accessed June 20, 2013.

9　Kaatsch P, Spix C, Katalinic A, Hentschel S. Malignes Melanom der Haut. In: *Krebs in Deutschland 2007/2008*. Berlin, Germany: Robert Koch-Institut; 2012.

10　Pollack LA, Li J, Berkowitz Z, et al. Melanoma survival in the United States, 1992 to 2005. *J Am Acad Dermatol*. 2011;65(5 suppl 1): S78.e.1-S78.e.10.

11　Meyle KD, Guldberg P. Genetic risk factors for melanoma. *Hum Genet*. 2009;126:499-510.

12　Sturm RA. Molecular genetics of human pigmentation diversity. *Hum Mol Genet*. 2009;18:R9-R17.

13　Clark WH Jr, From L, Bernardino EA, Mihm MC. The histogenesis and biologic behavior of primary human malignant melanomas of the skin. *Cancer Res*. 1969;29:705-727.

14　National Institutes of Health summary of the Consensus Development Conference on Sunlight, Ultraviolet Radiation, and the Skin. Bethesda, Maryland, May 8-10, 1989. Consensus Development Panel. *J Am Acad Dermatol*. 1991;24:608-612.

15　Horn S, Figl A, Rachakonda PS, et al. TERT promoter mutations in familial and sporadic melanoma. *Science*. 2013;339:959-961.

16　Gilchrest BA, Eller MS, Geller AC, Yaar M. The pathogenesis of melanoma induced by ultraviolet radiation. *N Engl J Med*. 1999;340:1341-1348.

17　Stierner U, Augustsson A, Rosdahl I, Suurküla M. Regional distribution of common and dysplastic naevi in relation to melanoma site and sun exposure. A case-control study. *Melanoma Res*. 1992;1:367-375.

18　Freedberg IM, Eisen AZ, Wolff K, Austen KF, Goldsmith LA, Katz SI, eds. *Fitzpatrick´s Dermatology in General Medicine*. 5th edn. New York, NY: McGraw-Hill; 1999.

19　International Classification of Diseases for Oncology. 3rd edn (ICD-O-3). Geneva, Switzerland: World Health Organization; 2000.

20　Rhodes AR, Weinstock MA, Fitzpatrick TB, Mihm MC, Sober AJ. Risk factors for cutaneous melanoma. A practical method of recognizing predisposed individuals. *JAMA*. 1987;258:3146-3154.

21　The Melanoma Genetics Consortium. www.genomel.org. Accessed June 20, 2013.

22　de Visser KE, Eichten A, Coussens LM. Paradoxical roles of the immune system during cancer development. *Nat Rev Cancer*. 2006;6:24-37.

23 Gajewski TF. Failure at the effector phase: immune barriers at the level of the melanoma tumor microenvironment. *Clin Cancer Res.* 2007;13:5256-5261.

24 Drake CG, Jaffee E, Pardoll DM. Mechanisms of immune evasion by tumors. *Adv Immunol.* 2006;90:51-81.

25 Ji Z, Flaherty KT, Tsao H. Targeting the RAS pathway in melanoma. *Trends Mol Med.* 2012;18:27-35.

26 Tarhini A, Lo E, Minor DR. Releasing the brake on the immune system: ipilimumab in melanoma and other tumors. *Cancer Biother Radiopharm.* 2010;25:601-613.

27 Sullivan RJ, Flaherty KT. BRAF in melanoma: pathogenesis, diagnosis, inhibition, and resistance. *J Skin Cancer.* 2011;2011:423239.

28 Ji Z, Flaherty KT, Tsao H. Targeting the RAS pathway in melanoma. *Trends Mol Med.* 2012;18:27-35.

29 Glud M, Gniadecki R. MicroRNAs in the pathogenesis of malignant melanoma. *J Eur Acad Dermatol Venereol.* 2013;27:142-150.

30 Hodis E, Watson IR, Kryukov GV, et al. A landscape of driver mutations in melanoma. *Cell.* 2012;150:251-263.

31 Planta MB. Sunscreen and melanoma: is our prevention message correct? *J Am Board Fam Med.* 2011;24:735-739.

32 Breitbart EW, Waldmann A, Nolte S, et al. Systematic skin cancer screening in Northern Germany. *J Am Acad Dermatol.* 2012;66:201-211.

第二章　皮肤恶性黑色素瘤的临床特征及分期

黑色素瘤分型

临床病理学分型

Clark等[1]首次依据临床及病理学特征将恶性黑色素瘤进行分型，之后许多学者均采用此标准对黑色素瘤分型[2]。WHO将黑色素瘤主要分为四型（表2.1）[1 5]：浅表扩散型、结节型、恶性雀斑样和肢端雀斑样。

未突破基底膜但有向恶性黑色素瘤转化高风险的前期病变称为"原位黑色素瘤"或"恶性雀斑"。原发灶的浅表细胞（在表皮层或基底层最下方）决定了黑色素瘤的分型。没有色素的黑色素瘤被称为"无色素性黑色素瘤"[1]。结节型黑色素瘤和肢端雀斑样黑色素瘤由于诊断时肿瘤的厚度较厚，5年生存率最差（分别为69.4%和81.2%）[6]。

WHO的其他亚型见表2.2[7]。促结缔组织增生性黑色素瘤是一种罕见的黑色素瘤，常常表现为无色素性，这给诊断带来一定困难。从组织病理学上来说，神经浸润是促结缔组织增生性黑色素瘤的一个不典型特征，与局部高复发有关。与单纯促结缔组织增生性黑色素瘤不同，小于10%的促结缔组织增生性黑色素瘤患者伴有非促结缔组织增生性黑色素瘤成分，也称混合性促结缔组织增生性黑色素瘤[8]。

表2.1　四种黑色素瘤亚型的简述

● 浅表扩散型

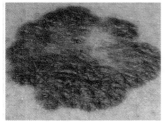

浅表扩散型是最常见的黑色素瘤[3]，主要特点是边界不整齐，皮损色泽多样，不规则且突出于皮肤表面。黑色素细胞沿皮肤表面横向扩散是一个特征，因而扩散范围的评价有些困难[1, 2]。

● 结节型

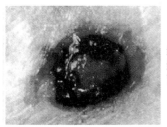

结节型是另一个常见类型，与浅表扩散型不同，结节型黑色素瘤的边缘较锐利，主要是纵向扩散而非横向扩散[1, 2]。

● 恶性雀斑样

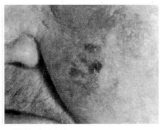

恶性雀斑和恶性雀斑样黑色素瘤常发生于遭受日光照射部位的皮肤，如年龄较大者的头颈部皮肤。恶性雀斑是原位肿瘤，或恶性黑色素瘤的癌前病变。该类型与阳光型黑色素细胞增多症鉴别有些困难[2]。与原位黑色素瘤不同，恶性雀斑样黑色素侵犯真皮。

● 肢端雀斑样

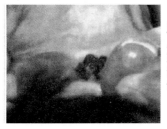

肢端雀斑样黑色素瘤在白种人罕见，多见于非洲人、亚洲人及太平洋群岛人群[4]。好发于肢端，如手掌、足底、甲床及甲板等[2, 5]。由于其发生部位隐蔽，常被误诊为溃疡或出血性跖疣，导致诊断延误。

摘自Clark等[1]、Soller等[2]、Kaatsch等[3]、Bradford等[4]及Glud等[5]。（见彩插）

表2.2 WHO黑色素瘤组织学分型

黑色素瘤亚型	ICD-O-3 codes
恶性黑色素瘤——主要亚型	M8720 / 3
浅表扩散型黑色素瘤	M8743 / 3
结节型黑色素瘤	M8721 / 3
恶性雀斑样黑色素瘤	M8742 / 3
肢端雀斑样黑色素瘤	M8744 / 3
其他	
促结缔组织增生性黑色素瘤	M8745 / 3
源于蓝痣的黑色素瘤	M8780 / 3
源于巨大先天性色素痣的黑色素瘤	M8761 / 3
儿童黑色素瘤	
痣样黑色素瘤	M8720 / 3
黑色素瘤，NOS	

ICD-O-3，肿瘤疾病国际编码，第三版。摘自WHO[1]。

> ## 要点
> 根据临床病理学特征，WHO将黑色素瘤主要分为以下四种亚型：
> - 浅表扩散型黑色素瘤
> - 结节型黑色素瘤
> - 恶性雀斑样黑色素瘤
> - 肢端雀斑样黑色素瘤

不同黑色素瘤亚型的遗传改变

皮肤黑色素瘤是具有不同临床病理特点的异质性疾病。在临床实践中，许多黑色素瘤都不符合以上经典类型。新近的突变分析发现，根据不同信号途径的基因改变可以将黑色素瘤分类，这些分类不仅有助于我们理解黑色素瘤的病因和生物学特征，也是黑色素瘤靶向治疗的基础。分型详见表2.3[9, 10]。

表2.3 关键的黑色素瘤分子分型

亚型	信号转导通路	重要基因/生物标志	诊断技术	潜在的治疗手段
1.1	MAPK	BRAF	靶向测序	BRAF抑制剂、MEK抑制剂、Hsp90抑制剂
1.2		BRAF/PTEN	靶向测序和免疫组化	（BRAF抑制）及P13K/AKT/mTOR抑制剂
1.3		BRAF/AKT	靶向测序和拷贝数检测	BRAF抑制剂及AKT/mTOR抑制剂
1.4		BRAF/CDK4	靶向测序和拷贝数检测/比较基因组杂交	BRAF抑制剂及CDK抑制剂
2.1	c-KIT	c-KIT	靶向测序	伊马替尼及其他c-KIT抑制剂
3.1	GNAQ, GNA11	GNAQ	靶向测序	MEK抑制剂
3.2		GNA11	靶向测序	MEK抑制剂
4.1	NRAS	NRAS	靶向测序	MEK和P13K抑制剂及法尼基转移酶抑制剂
5.1	MITF	MITF	拷贝数检测	HDAC抑制剂

CGH，比较基因组杂交；HDAC，组蛋白去乙酰化酶；IHC，免疫组织化学。摘自Vidwans等[10]。

此外，根据原发病灶的部位及紫外线的暴露，Bastian等提出了一个新的黑色素瘤的遗传学分型方法[11]。BRAF突变和10号染色体缺失常发生在日光频繁暴露的皮肤，而NRAS基因突变主要发生在阳光非暴露部位的皮肤（例如，肢端雀斑样黑色素瘤）[11]。因此，目前认为日光暴露或损伤在肢端雀斑样黑色素瘤发生中的作用并不重要[9]。

尽管对黑色素瘤分期的研究越来越多，但是依据基因突变分型的方法尚需进一步验证，并且有可能需要额外的因素。

> **要点**
>
> 多个信号通路参与了黑色素瘤的发生和发展。与传统临床病理学分型不同，基于遗传因素将黑色素瘤分型的理论已经提出，但尚需验证。

AJCC临床分期

目前黑色素瘤的临床分期采用AJCC的TNM分期系统（T=原发灶，N=淋巴结，M=远处转移），该标准基于2009年对38 000例患者进行长期随访的结果（表2.4）[12]。皮肤黑色素瘤的分期采用TNM分期（表2.5）。与先前AJCC2002分期不同，有丝分裂率已经作为低危黑色素瘤的一个预后因素，并取代了浸润深度（Clark分级）。依据TNM分期系统，除非缺乏有丝分裂率评估，Clark分级才能用于区别T1a及T1b亚型。正确的N分期必须依据前哨淋巴结病理。

对于原发灶不明的黑色素瘤患者应分到III期（如发生皮肤或淋巴结转移）或IV期，这取决于转移的部位。

表2.4　2009年皮肤黑色素瘤AJCC TNM分期

T 分期	厚度（mm）	溃疡及有丝分裂率
Tis	无法评价	无法评价
T1	≤1.00	a:肿瘤无溃疡，有丝分裂率<1/mm^2 b:肿瘤有溃疡，有丝分裂率≥1/mm^2
T2	1.01～2.00	a:肿瘤无溃疡 b:肿瘤有溃疡
T3	2.01～4.00	a:肿瘤无溃疡 b:肿瘤有溃疡
T4	>4.00	a:肿瘤无溃疡 b:肿瘤有溃疡
N 分期	**淋巴结转移数目**	**淋巴结转移范围**
N0	0	无法评价
N1	1	a:隐性转移* b:显性转移†
N2	2～3	a:隐性转移* b:显性转移† c:移行转移/有卫星灶无区域淋巴结转移
N3	≥4个淋巴结，或簇样淋巴结或移行转移/卫星灶并发区域淋巴结转移	
M 分期	**转移位置**	**血清乳酸脱氢酶水平**
M0	没有远处转移	无法评价
M1a	远处皮肤、皮下组织或远处淋巴结转移	正常
M1b	肺转移	正常
M1c	其他内脏转移 任何远处转移	正常 升高

*隐性转移：前哨淋巴结病理阳性；†显性转移：临床可触及且病理证实；AJCC，美国肿瘤学会；LDH，乳酸脱氢酶；M，转移；N，淋巴结；T，肿瘤。摘自Balch等[14]。

表2.5 皮肤黑色素瘤分期

临床分期[*]				病理分期[†]			
	T	N	M		T	N	M
0	Tis	N0	M0	0	Tis	N0	M0
I A	T1a	N0	M0	I A	T1a	N0	M0
I B	T1b T2a	N0 N0	M0 M0	I B	T1b T2a	N0 N0	M0 M0
II A	T2b T3a	N0 N0	M0 M0	II A	T2b T3a	N0 N0	 M0
II B	T3b T4a	N0 N0	M0 M0	II B	T3b T4a	N0 N0	M0 M0
II C	T4b	N0	M0	II C	T4b	N0	M0
III	任何T	N>N0	M0	IIIA	T1~4a T1~4a	N1a N2a	M0 M0
				IIIB	T1~4b T1~4b T1~4a T1~4a T1~4a	N1a N2a N1b N2b N2c	M0 M0 M0 M0 M0
				IIIC	T1~4b T1~4b T1~4b 任何T	N1b N2b N2c N3	M0 M0 M0
IV		任何N	M1	IV	任何T	任何N	M1

[*]临床分期包括原发灶的情况，以及临床和影像学对转移的评价情况。也就是说，完整的原发灶切除，以及局部及远处转移决定临床分期。[†]病理分期包括原发灶的镜下分期，以及淋巴结清扫术后淋巴结的情况。病理0级及 I A级患者不需要评价淋巴结情况。M，转移；N，淋巴结；T，原发肿瘤。摘自Balch等[12]。

预后因素及疾病进程

黑色素瘤易于转移，故在皮肤癌中恶性度最高。皮肤黑色素瘤的预后很差，主要取决于多个预后因素。根据这些因素，黑色素瘤患者预后预测工具网站（WWW.melanomaprognosis.org）依据AJCC黑色素瘤数据库可以预测初诊患者的5年、10年生存率[14]。

预后因素

2009年AJCC分期所列的危险因素如下。

● 厚度是最重要的预后因素。肿瘤厚度≤1.00mm的患者5年生存率将近92%，1.01~2.00mm的患者5年生存率为80%，2.01~4.00mm的患者5年生存率为63%，超过4.00mm的患者5年生存率仅为50%[12]。

● 溃疡是影响预后的重要因素。有溃疡的T4（pT4b）患者的5年生存率仅为53%，无溃疡的T4（pT4a）的生存率为71%[12]。

● 有丝分裂率是原发黑色素瘤增殖的一个标志。患者的预后和有丝分裂率负相关。与生存相关的有丝分裂率的临界值是$1/mm^2$。原发灶有溃疡或有丝分裂率高的患者，生存率明显低于相同T分期的无溃疡患者[12]。

● 由于黑色素瘤的异质性，结节与生存之间的关系差别很大。肿瘤负荷与预后密切相关，在Ⅲ期患者中，ⅢA、ⅢB、ⅢC的黑色素瘤患者的5年生存率分别为78%、59%和40%（图2.1）[12]。

● 有远处转移的黑色素瘤患者预后差。乳酸脱氢酶（LDH）是Ⅳ期患者的独立预后因素（图2.2）[12]。LDH增高的患者，不管远处转移的部位，均认为是M1c。M1a、M1b和M1c的1年生存率分别为62%、53%和33%，10年生存率在5%~20%之间[12]。

其他与生存相关的预后因素包括性别（男性较女性预后差）、年龄、原发肿瘤的部位（躯干及头部的预后较肢端预后差）[13, 15, 16]，但是这些因素并没有列入2009年AJCC的分期系统[12, 13]。

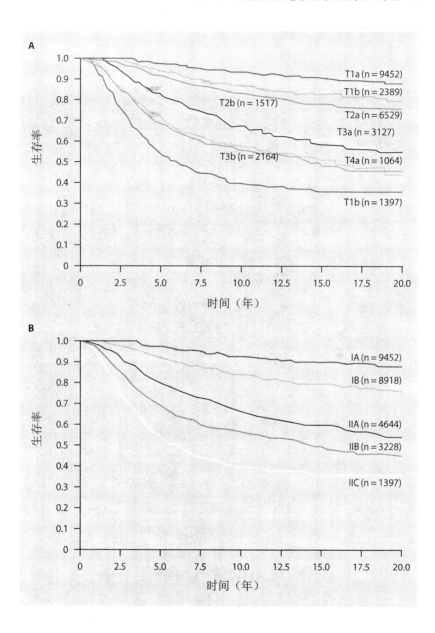

图2.1 AJCC不同期别的黑色素瘤生存曲线。 (A) 不同T分期患者的生存曲线。 (B) Ⅰ、Ⅱ期患者的生存曲线。 (C) Ⅲ期患者不同N分期的生存曲线。 (D) Ⅲ期患者的生存曲线。摘自Balch[12]。（待续）（见彩插）

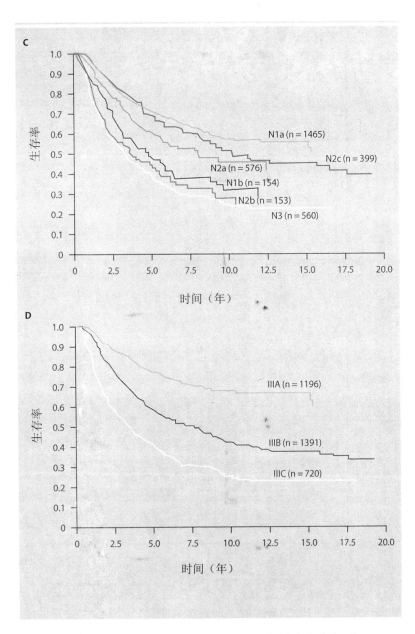

图2.1 续（见彩插）

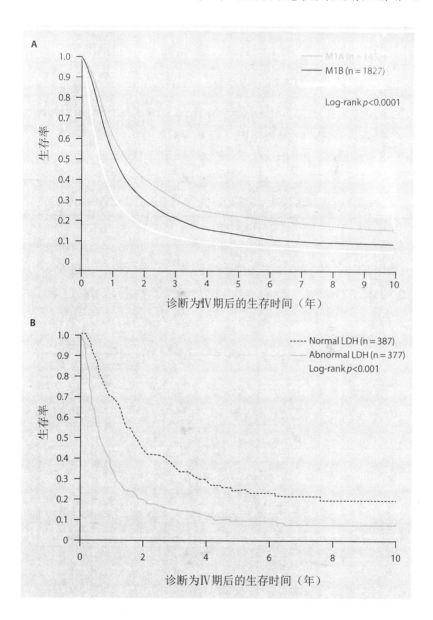

图2.2 远处转移的黑色素瘤患者的生存曲线（Ⅳ期）。（A）不同远处转移部位的生存曲线。（B）不同血清LDH水平患者的生存曲线，LDH水平未进行分层。患者例数在括号中显示。摘自Balch[12]。（见彩插）

要点

根据2009年AJCC分期系统，与TNM分期系统有关的预后因素如下：

• 肿瘤厚度

• 溃疡

• 有丝分裂率（肿瘤厚度＜1mm的黑色素瘤）

• 结节形成

• LDH水平（IV期患者）

• 其他的预后因素，如性别、年龄和原发肿瘤位置

增长率

黑色素瘤早期发现非常重要。延迟诊断会导致严重后果，尤其对肿瘤快速生长的患者。肿瘤增长的幅度很宽，曾有报道雀斑样黑色素瘤以0.03mm/月的速度缓慢增长，而结节型黑色素瘤以1.48mm/月的速度快速增长[17]。

与黑色素瘤快速增长有关的临床因素有以下几个[17]：

• 肿瘤厚度

• 有丝分裂率

• 男性

• 年龄（≥70岁）

• 较少的黑色素痣和雀斑（n＜50）

• 不典型的临床特征（不对称、隆起、无黑色素、边界不规则和存在症状）

要点
如果怀疑为黑色素瘤，必须快速诊断，及早治疗。

转移途径及临床发展进程

很小的黑色素瘤即可发生转移，转移途径主要有以下2个。

• 80%的黑色素瘤首先通过淋巴转移（主要通过区域淋巴结、移行转移和卫星灶）。

• 血行转移（主要是远处转移）。

2/3的皮肤黑色素瘤患者最早出现的转移是局部复发及局部区域淋巴结转移，其余1/3的患者为远处转移[15,18]。50%的转移患者存在区域淋巴结转移，约21%的患者发生移行转移或卫星灶转移[15,18,19]，见图2.3。

无论是否首先出现局部转移，局部转移（16~17个月）通常早于出现远处转移的时间（24~30个月）[15]。黑色素瘤诊断后3年内的复发风险最高[19,20]（详见第三章）。

出现远处转移的患者生存率很差，如图2.2所示。

仅有1%~7%的患者出现晚期复发（诊断后10年以后复发的）[21]，并没有明确的指标提示晚期复发的风险[20]。

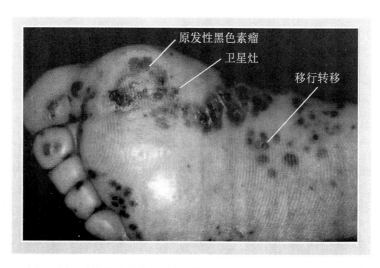

图2.3 右足原发性恶性黑色素瘤的卫星灶及移行转移。（见彩插）

> **要点**
> 3/4的患者通过淋巴系统局部转移，内脏转移主要通过血行播散。一旦黑色素瘤出现转移，生存期短。有远处转移的患者10年生存率仅为5%～20%。

参考文献

1 Clark WH Jr, From L, Bernardino EA, Mihm MC. The histogenesis and biologic behavior of primary human malignant melanomas of the skin. *Cancer Res.* 1969;29:705-727.

2 Smoller BR, Histologic criteria for diagnosing primary cutaneous malignant melanoma. *Mod Pathol.* 2006;19(suppl 2):S34-S40.

3 Kaatsch P, Spix C, Katalinic A, Hentschel S. Malignes melanom der haut. In: Krebs in Deutschland 2007/2008. Berlin, Germany: Robert Koch-Institut; 2012:60-63.

4 Bradford PT, Goldstein AM, McMaster ML, Tucker MA. Acral lentiginous melanoma: incidence and survival patterns in the United States, 1986-2005. *Arch Dermatol.* 2009;145:427-434.

5 Glud M, Gniadecki R. MicroRNAs in the pathogenesis of malignant melanoma. *J Eur Acad Dermatol Venereol.* 2013;27:142-150.

6 Pollack LA, Li J, Berkowitz Z, et al. Melanoma survival in the United States, 1992 to 2005. *J Am Acad Dermatol.* 2011;65(5 suppl 1):S78-S86.

7 World Health Organization classification of tumours. International Agency for Research in Cancer. www.iarc.fr/en/publications/pdfs-online/pat-gen/bb6/BB6.pdf. Accessed June 20, 2013.

8 Chen LL, Jaimes N, Barker CA, Busam KJ, Marghoob AA. Desmoplastic melanoma: a review. *J Am Acad Dermatol.* 2013;68:825-833.

9 Curtin JA, Fridlyand J, Kageshita T, et al. Distinct sets of genetic alterations in melanoma. *N Engl J Med.* 2005;353:2135-2147.

10 Vidwans SJ, Flaherty KT, Fisher DE, Tenenbaum JM, Travers MD, Shrager J. A melanoma molecular disease model. *PLoS One.* 2011;6:e18257.

11 Curtin JA, Busam K, Pinkel D, Bastian BC. Somatic activation of KIT in distinct subtypes of melanoma. *J Clin Oncol.* 2006;24:4340-4346.

12 Balch CM, Gershenwald JE, Soong S-J, at al. Final version of 2009 AJCC melanoma staging and classification. *J Clin Oncol.* 2009;27:6199-6206.

13 Balch CM, Buzaid AC, Soong S-J, et al. Final version of the American Joint Committee on Cancer staging system for cutaneous melanoma. *J Clin Oncol.* 2001;19:3635-3648.

14 Individualized melanoma patient outcome prediction tools. American Joint Committee on Cancer. www.melanomaprognosis.org. Accessed June 20, 2013.

15 Meier F, Will S, Ellwanger U, et al. Metastatic pathways and time courses in the orderly progression of cutaneous melanoma. *Br J Dermatol.* 2002;147:62-70.

16 Gamel JW, George SL, Edwards MJ, Seigler HF. The long-term clinical course of patients with cutaneous melanoma. *Cancer.* 2002;95:1286-1293.

17 Liu W, Dowling JP, Murray WK, et al. Rate of growth in melanomas: characteristics and associations of rapidly growing melanomas. *Arch Dermatol.* 2006;142:1551-1558.

18 Soong S-J, Harrison RA, McCarthy WH, Urist MM, Balch CM. Factors affecting survival following local, regional, or distant recurrence from localized melanoma. *J Surg Oncol.* 1998;67:228-233.

19 Hofmann U, Szedlak M, Rittgen W, Jung EG, Schadendorf D. Primary staging and follow-up in melanoma patients – monocenter evaluation of methods, costs and patient survival. *Br J Cancer.* 2002;87:151-157.

20 Dicker TJ, Kavanagh GM, Herd RM, et al; Scottish Melanoma Group. A rational approach to melanoma follow-up in patients with primary cutaneous melanoma. *Br J Dermatol.* 1999;140:249-254.

21 Crowley NJ, Seigler HF. Late recurrence of malignant melanoma. Analysis of 168 patients. *Ann Surg.* 1990;212:173-177.

第三章　皮肤恶性黑色素瘤的诊断、分期和随访

初始诊断

视诊和体格检查

体格检查

在仔细采集患者的病史后，应评估和评价其可导致黑色素瘤的个体风险因素（见第一章）。应询问患者是否注意到新病灶或预先存在的病灶发生变化。

为了查找可疑病变，对全身的视诊是必需的，包括全部皮肤（包括毛发部位）、口腔和生殖器黏膜。ABCD标准可以作为检查中肉眼分辨良性和早期恶性病变的指南。

A＝形状不对称（Asymmetry in shape）
B＝边界不规则（Border irregularity）
C＝颜色变异（Color variation）
D＝直径大于6mm（Diameter greater than 6 mm）

有些学者建议增加E标准（图3.1），如：E=evolving（不断进展）、elevation（凸出皮肤）或enlargement（增大）。其中，"evolving（不断进展）"的说法似乎更为恰当，因其可理解为尺寸、形状、颜色、肿物表面或症状等多个要点的变化[1]。任何关于症状改变的病史对于制定适当的治疗方案和减少切除范围都是至关重要的[2]。

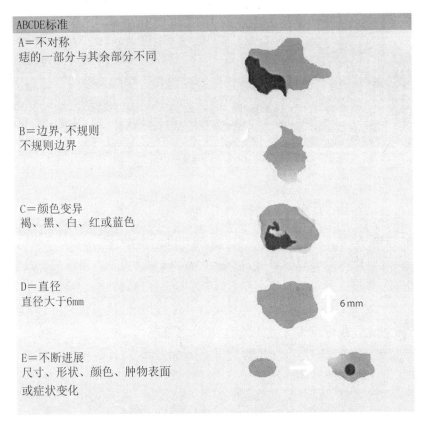

ABCDE标准

A=不对称
痣的一部分与其余部分不同

B=边界, 不规则
不规则边界

C=颜色变异
褐、黑、白、红或蓝色

D=直径
直径大于6mm

6mm

E=不断进展
尺寸、形状、颜色、肿物表面
或症状变化

图3.1 痣的视诊ABCDE标准。（见彩插）

　　需要特别注意的是，不是所有恶性黑色素瘤都符合以上所有标准，而一些其他皮肤病，如溢脂性角化病和化脓性肉芽肿也可符合部分上述标准。然而，如果同时符合A、B、C、D或（E）标准（如ABC或A和D）需怀疑黑色素细胞病灶早期恶变[1]。

　　在可疑病灶的周围区域检查色素病变是很重要的，对于多发（典型增生或非典型增生）痣尤为如此。每个患者的痣在皮肤镜下都具有独特的表现模式（即同一患者的痣彼此相似）。一处病灶表现不同（称为"丑小鸭征"）对于诊断黑色素瘤是非常重要的[2,3]。

一旦可疑临床病变被发现和确认，体格检查还应包括区域淋巴结以及引流区淋巴结（原发肿瘤和第一淋巴引流区间）的触诊。

皮肤镜

皮肤镜是提高诊断准确性的一个有利工具，因为它改善了黑色素瘤的检测，并减少了不必要的切口的数量[4-6]。它是一种非侵入性诊断技术，由一个手持放大镜和光源组成（图3.2）。为减少表面光散射干扰，镜头与皮肤之间需施加皮损浸润液体[4]。偏振光皮肤镜在使用时则不需液体介质。培训和经验对于皮肤镜的使用是必需的，未经培训或经验不足的情况下，是否使用皮肤镜被证实对于诊断准确性没有差异[4]。

有学者描述了皮肤镜下的病变特征并提出了不同的诊断方法，如Menzies法，它为非典型黑色素细胞病变的皮肤镜下表现归纳出了七项核对要点[2]。表3.1总结了具有特殊价值的黑色素瘤皮肤镜下特征[2]。

表3.1 皮肤镜下良性黑色素细胞病变和黑色素瘤之间的分化表现

镜下表现	描　　述
非典型色素网格	网纹脉络粗细不均，病变周边宽线存在
蓝白色面纱征	颗粒层增厚的表皮下黑色素细胞浸润
非典型血管分布	点和（或）线性不规则血管和（或）消退结构内红斑
不规则条纹	病灶周边不规则线条与色素网络不清晰结合
不规则圆点	多个黑色或褐色小点分布于病灶内，圆至椭圆形，不规则
不规则斑点	病灶内黑色、深褐色和（或）灰色无结构区域非对称分布
退变	白色瘢痕样色素脱失和（或）蓝色椒样颗粒通常对应病变的临床平坦部

引自Malvehy等的文章[2]。

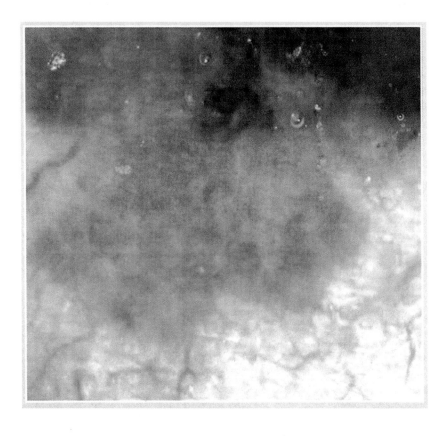

图3.2　侵袭性黑色素瘤的皮肤镜影像。可见退变区为乳红—白色。另外可见图像上方棕色色素沉着的深浅不同，及暗色素沉着区没有规则网纹的不规则斑点。（见彩插）

其他辅助检查

序列数字皮肤镜与常规皮肤镜基于相同的原理，同时具有保存和数字图像分析的优点，因此可实现对皮肤随时间变化情况进行评价。澳大利亚和新西兰的临床实践指南建议对缺乏皮肤镜下典型表现的黑色素瘤使用序列数字皮肤镜进行检测[7]。

全身摄影已被证实可用于早期黑色素瘤的检查，并可减少不必要的良性病变切除的数目，对于高风险患者尤为如此[8,9]。另有一些辅助检查有益于诊断[10-13]，但尚未得到广泛推广，包括如下方法。

- 近红外光谱
- 共聚焦激光扫描显微镜
- 多光子激光成像
- 光学相干断层扫描

> **要点**
> 体格检查应包括皮肤（包括多毛皮肤），以及口腔和生殖器黏膜的所有可见部分。可疑和黑色素细胞病变的病灶应行临床检查，另有几项辅助检查可进行补充。由训练有素、经验丰富的技师操作皮肤镜比缺乏经验的技师使用皮肤镜或单纯肉眼检查的准确性更高。

活检

临床诊断需及时行皮肤活检证实，活检中应按标准将整个病灶切除[14]。因此，可疑黑色素瘤病变的切除范围应包括病灶外2mm或3mm正常皮肤，垂直切除范围则应到达皮下脂肪组织。更大的切除边缘可能导致局部淋巴管受阻，继而干扰正常的淋巴结检测，因此应该避免[15]。使用刀片削痂切除或部分切除术一般不被推荐，即使这些术式并不预示着对预后有不良影响[14]，但皮肤更深层次有残留沉积的黑色素瘤可影响肿瘤深度和水平尺寸的准确诊断[16]。然而，对于在面部（图3.3）、黏膜或肢端[14,17]范围广泛的肿瘤进行部分切除或打孔活检是可以接受的。

> **要点**
> 黑色素瘤的确诊需通过及时的皮肤活检。治疗标准为整个病灶的完整切除。

病理报告

标本应送交病理医师。黑色素瘤的最终诊断应基于整个病变的病理检查。临床病理的相关性应明确，特别是当临床和病理诊断之间存

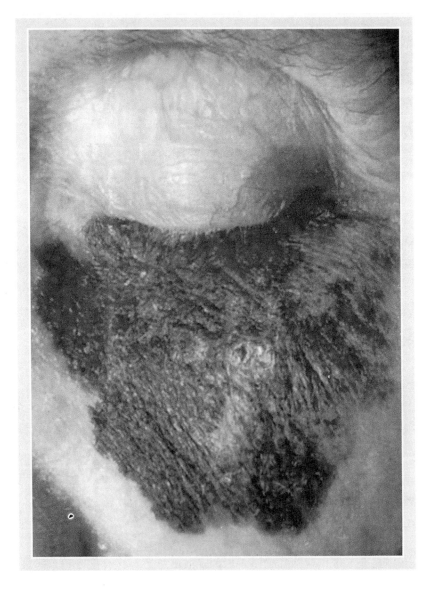

图3.3 **广泛恶性雀斑样痣黑素瘤**。肿瘤蔓延范围包括左眼上、下睑及左颊。（见彩插）

表3.2　原发黑色素瘤病理报告的内容要点

组织学特征	描　述
肿瘤厚度	以毫米为单位，自角质层底部至最深层次肿瘤细胞（Breslow）
破溃	定义为由于肿瘤生长造成表皮中断
核分裂率（黑色素瘤肿瘤厚度＜1mm）	定义为核分裂象数/mm^2 通过HE染色观测，对1mm^{2}的区域进行评价就足够了。只有真皮内的核分裂象可计算在内
切缘	R0：镜下无残留病灶 R1：镜下有残留病灶

引自Garbe等、Paris等[19-21]。

在较大差异时。病理学分期应参照最新的美国肿瘤研究联合委员会（AJCC）分期方法[18]（AJCC的分类详表见第二章）。

　　病理报告需包括包含2009年AJCC分类[18-21]（表3.2）所需要的以作出正确诊断和分期的所有组织学特征，因为这些特征与预后有关，还有可能影响后续的治疗。据世界卫生组织（WHO）的分类，皮肤黑色素瘤在临床和组织病理学上分为四个主要亚型：浅表扩散型黑色素瘤、结节型黑素瘤、恶性雀斑样黑色素瘤及肢端雀斑样黑色素瘤（详细说明请参见第二章）[22]。原发病灶的定位有助于鉴别亚型。病理报告最好明确病灶的亚型，以及某些病理细节，如存在或不存在退变区、神经周围浸润以及血管或淋巴管浸润[19]。免疫组化染色（如S100蛋白、HMB45、Melan-A/MART-1、波形蛋白、Ki67、CK）的结果可辅助鉴别肿物的良恶性，并有助于区分上皮源性肿瘤与黑色素瘤[23]。

要点

　　原发黑色素瘤的病理报告需包括可以给出符合2009年AJCC分类的诊断和分期的组织学特征，因为其可能会影响后续的治疗。

前哨淋巴结活检

除了肿瘤厚度，前哨淋巴结微转移是判断原发性黑色素瘤预后的重要因素[18]。前哨淋巴结活检，被公认为是针对临床隐匿性淋巴结转移的黑色素瘤患者进行病理分期（N分期）的金标准[24, 25]。进行前哨淋巴结活检的指征在于原发肿瘤的特征（肿瘤厚度、核分裂率和溃疡）和患者个体的特征（如年龄和发病率等）。前哨淋巴结的状态决定了肿瘤的分期，并影响预后及进一步的治疗方案（如前哨淋巴结阳性时需行完整的区域淋巴结清扫）。

前哨淋巴结活检的指征

原发肿瘤的厚度是决定是否进行前哨淋巴结活检的最重要的参数。随着肿瘤厚度的增长，前哨淋巴结微转移风险增加。目前已达成普遍共识：原发肿瘤厚度超过1mm，无局部或全身性疾病临床证据的患者，需行前哨淋巴结活检。除了区域淋巴结的触诊，还应行术前超声检查以排除淋巴结受累[19]。高危患者［4mm的肿瘤厚度和破溃（分期IIC）］和疑似局部和（或）远处转移的患者，应在前哨淋巴结活检之前进一步检查（见第四章）。

有文献提出，除肿瘤厚度外，其他一些因素也可能提示前哨淋巴结阳性[26, 27]：

- 和（或）溃疡[26, 27]
- 和（或）核分裂率增加
- 患者就诊时年龄＜40岁[28]

在上述因素存在时，应考虑进行前哨淋巴结活检。2013年德国黑色素瘤指南[19]建议，即使患者原发肿瘤厚度＜1mm（肿瘤厚度为0.75～1.00mm），也要考虑进行前哨淋巴结活检。

较近期的文献认为原发肿瘤的退变与前哨淋巴结的微转移没有相关性[27, 29]；相反的，在原发肿瘤退变的病例中，也有稍低比例的前哨淋巴结阳性率的报道[26, 29]。

前哨淋巴结活检前，应告知患者该侵入性手术带来的潜在风险及益处。在决定行前哨淋巴结活检时，应考虑预后、后续治疗（例如，前哨淋巴结阳性行后续完整的淋巴结清扫术，有指征可行辅助化疗）和疾病进程（例如，更好的肿瘤局部控制）。

要点

前哨淋巴结活检的指征如下：

• 肿瘤厚度＞1mm

• 肿瘤厚度为0.75～1.00mm，但出现其他危险因素（例如，年龄＜40岁，破溃，核分裂率增高）

前哨淋巴结的检测

前哨淋巴结活检是在局部或全身麻醉下都可进行的外科手术。围术期并发症发生率约为10%，主要包括积液、感染及极少数情况下发生的神经损伤或者功能缺陷[27, 30]。许多文献描述了前哨淋巴结活检术的操作方法，专家们对于其操作流程也已达成共识[31, 32]。由于存在淋巴管局部破坏的风险，前哨淋巴结活检应在原发肿瘤的广泛切除之前进行。前哨淋巴结被定义为在原发肿瘤的局部淋巴引流区中的第一个或第一组淋巴结。

第一步是通过平面淋巴显像技术进行淋巴绘图，以确定单个或多个前哨淋巴结[33]。为此，将低活性的放射性示踪剂（例如，^{99m}Tc）在靠近原发肿瘤的（图3.4）的近心区域内行皮内注射。

早期淋巴动态造影可观察到淋巴管走行。当示踪剂在前哨淋巴结累积后，可以使用闪烁照相成像和伽马探测器来确定前哨淋巴结的位置。外科医生常常将位置标记为在患者的皮肤表面[31, 32]，以便于后续（多个）前哨淋巴结的检测。

当前哨淋巴结和原发肿瘤距离较近时（特别是在头部和颈部区域），使用伽马探测器正确定位前哨淋巴结较为困难。此时，推荐进行单光子发射计算机断层显像/计算机断层扫描（SPECT/CT）检测

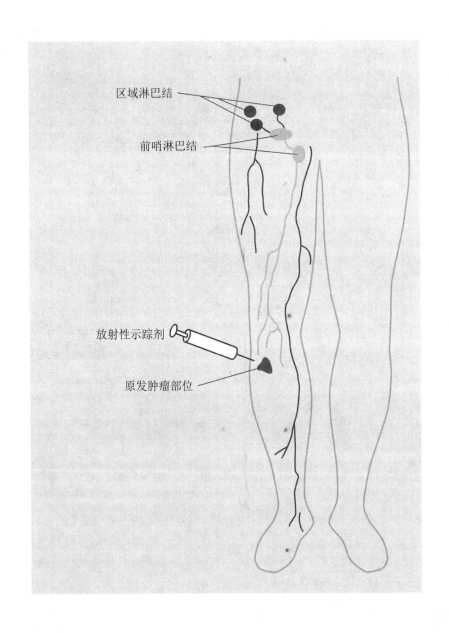

区域淋巴结

前哨淋巴结

放射性示踪剂

原发肿瘤部位

图3.4　使用平面淋巴造影技术定位前哨淋巴结。 将放射性示踪剂注射到原发肿瘤区域的近端，示踪剂通过淋巴管被转运至淋巴结。摄取放射性示踪剂的淋巴结视为前哨淋巴结。（见彩插）

（图3.5）。该技术可提供更精确的前哨淋巴结定位[33,34]。目前已证实在前哨淋巴结活检之前行SPECT/CT检查较单独前哨淋巴结活检具有更高的转移检出率和更好的无病生存率[35]。

操作医师可在术中使用的伽马探头以原位检测前哨淋巴结（S）的确切位置。所有摄取了放射性核素的淋巴结都应视为前哨淋巴结，应切除并行病理组织学评估[31]。另有一种检测技术，可使用蓝色染料（例如，亚甲基蓝）染色，或组合使用蓝色染料、造影及伽马探测器。蓝色染料可以帮助肉眼确认淋巴管和前哨淋巴结（S）[33]。但做这种检查需要考虑过敏反应、类似文身的长期蓝色变色，或注射部位皮肤坏死[31]等不良反应。

要点

将前哨淋巴结以放射性示踪物质标记后，可使用淋巴动态造影（术前）和伽马探测器（术前、术中）定位。在特殊情况下，SPECT/CT和（或）蓝色染料可辅助定位前哨淋巴结，特别是在头部和颈部区域。

组织病理学检查和前哨淋巴结的报告

组织病理学检查

关于对前哨淋巴结进行组织病理学检测以确定是否存在微小转移灶，有多种不同的流程[20,31]。目前公认仅从一片组织切片的一个区域进行观察，并不能代表整个淋巴结的情况[36]。因此，很多学者提出通过提高切片和检查区域的数量，以提高微转移检出率[37]。

Garbe和他的同事提出了分析四个组织切片的最低要求[20]。对于极小的淋巴结，少于四张切片也可接受。组织染色需包括HE染色和免疫组化染色。最常用的标记是HMB-45、S-100和MelanA/MART-1，或它们的组合[20]。由于冰冻切片检测灵敏度低，故不推荐采用。有研究针对黑色素细胞标记物进行PCR检测，但因为其在黑色素细胞和黑色素瘤细胞间区别不大，故尚未应用于临床[38]。

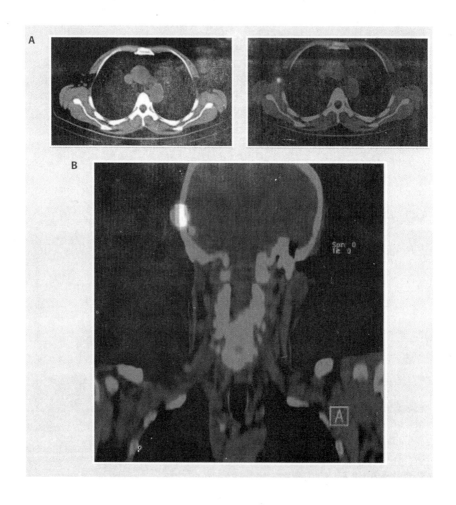

图3.5　通过SPECT ／ CT定位前哨淋巴结。（A）通过SPECT/CT将前哨淋巴结准确的二维解
剖定位于腋窝淋巴结区（右侧，亮区）。（B）通过SPECT/CT将前哨淋巴结准确的二维解
剖定位（冠状面）：原发灶位于头部右侧（亮区），两个前哨淋巴结位于右侧颈部（红区
域）。 CT，电脑断层扫描；SPECT，单光子发射计算机断层扫描。图片由J.Mode医生（德
国，埃森市）提供。（见彩插）

病理报告

前哨淋巴结的组织病理学报告中应包括下列信息[19]。

- 黑色素细胞或黑色素瘤细胞的证据
- 微转移灶的最大尺寸（最大直径）
- 发现转移的前哨淋巴结数量
- 预后相关参数（如看到黑色素瘤细胞）

有若干参数被描述具有预后相关性，和（或）可以预测的非前哨淋巴结的转移，所以这些参数也应当被提及。关于预后相关参数的详细说明，请参阅第四章有关完整的淋巴结清扫术。

诊断性检查

影像学检查方法

确诊原发性黑色素瘤的无症状患者

根据目前的文献，除局部淋巴结超声检查外，其他影像学检查不作为原发性黑色素瘤无症状患者的常规检查，如CT、磁共振成像（MRI）、X线胸片、腹部超声、正电子发射断层扫描（PET）或PET/CT检查及骨扫描（图3.6）[39-43]。这些检查有假阳性的风险，可导致病情的不确定性和患者的恐惧。有些异常病灶，可能初步被怀疑为转移性病灶，但经过补充检查甚至手术，最终被证实为非转移[42]。在极罕见情况下，中低分期的肿瘤由于检测到临床隐匿性转移而提高肿瘤恶性的级别和（或）改变治疗方案[39-43]。

根据2009年AJCC分期系统，黑色素瘤分期ⅡC与分期ⅡA和ⅡB的患者预后有很大不同。分期ⅡC的患者复发率大约为44%，而Ⅲ期B/C为51%[44,45]，ⅡC和Ⅲ期患者的生存曲线甚至有部分重叠[18]。因此，2013年德国黑色素瘤指南建议对即使有疑似或者病理证实的局部转移病灶的ⅡC分期的患者（Ⅲ期或者可疑Ⅲ期），仍予以相同的诊疗方案[19]。

局部和（或）远处转移患者

放射影像学检查对于确定局灶和晚期黑色素瘤的组织转移的扩散

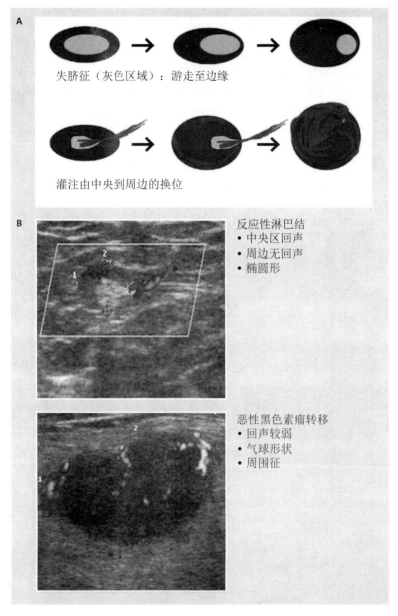

失脐征（灰色区域）：游走至边缘

灌注由中央到周边的换位

反应性淋巴结
• 中央区回声
• 周边无回声
• 椭圆形

恶性黑色素瘤转移
• 回声较弱
• 气球形状
• 周围征

图3.6　淋巴结转移的超声征象与影像。（A）淋巴结转移的超声征象。（B）超声图像：反应性淋巴结与黑色素瘤淋巴结转移的差异。图片由Christiane Voit医师（柏林）提供。（见彩插）

情况都是非常重要的。这些检查的结果可能对预后和治疗计划产生相当大的影响（见第四、五章）。

使用中频超声（7.5~15MHz）检查淋巴结被证明具有高精确度[46]，因此，可作为检测早期局部淋巴结所选择的影像学手段[40]。它是一种低成本、无辐射暴露的非侵入性技术，且较单纯触诊更确切[46]。因此，2013年德国黑色素瘤指南推荐ⅠB期以上患者进行该超声检查[19]。

对于微转移灶的检查，前哨淋巴结活检仍是金标准，其地位不能被淋巴结超声取代，因为微观转移灶的大小通常低于超声波扫描仪的分辨率阈值[24, 47]。然而，前哨淋巴结活检前淋巴结超声检查是有意义的，它可以检测前哨淋巴结的宏观转移情况，并有可能检出未被平面淋巴造影标记的可疑前哨淋巴结[47]。

断层影像学诊断技术（PET/CT、MRI、CT）被作为用于排除或确认全身性疾病的标准检查[19]，而腹部超声或X线胸片等传统诊断方法的重要性已逐渐降低。在各种断层影像学诊断技术中，PET/CT（图3.7）要优于全身MRI或CT，因为除了其诊断准确性[40]外，还可显示异常代谢活动区而实现精确的病灶定位[48]。然而，由于PET/CT在许多国家的高成本，常常由全身MRI或CT检查替代。

尽管PET/CT精度很高，但由于氟脱氧葡萄糖的大脑高生理摄取率，故其不适合脑转移瘤的检测[49]。MRI是进行脑转移检测最精确的成像技术和目前的金标准[19, 49]。图3.8展示了各个疾病进展阶段应进行的影像学检查[19]。

要点

判断黑色素瘤患者病情的方法取决于肿瘤分期。胸部X线片、腹部超声等传统影像学诊断手段的重要性在下降，取而代之的，断层扫描诊断技术（如脑MRI和PET/CT、全身MRI或CT）是肿瘤转移患者的标准诊断方法。

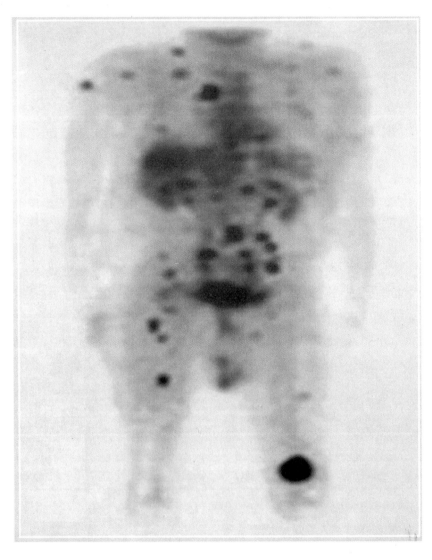

图3.7 多发远处转移病灶患者的 PET/CT图像。CT，计算机断层扫描；PET，正电子发射断层扫描。

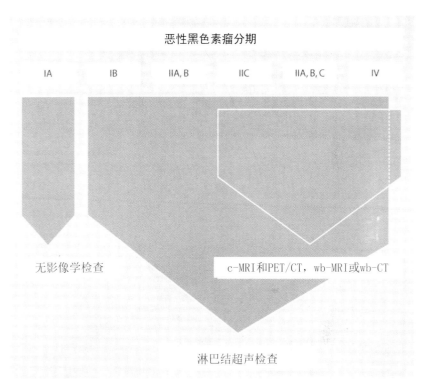

恶性黑色素瘤分期

图3.8　各个疾病进展阶段应进行的影像学检查（2009 AJCC分期）。同时被2013德国黑色素瘤指南推荐。引自参考文献19。

生物标志物

有文献报道和分析了若干生物标志物，与黑色素瘤相关性最强的是S100B蛋白和乳酸脱氢酶（LDH）。

S100B蛋白

S100B是S100蛋白家族的一个亚型，广泛存在于在各种细胞包括黑色素细胞和黑色素瘤细胞中的一个小分子酸性钙结合蛋白[50, 51]。已证实S100B水平升高与预后不良显著相关。该现象在高级别肿瘤患者中较为显著，但由于缺乏证据，S100B对Ⅰ～Ⅱ期肿瘤的意义尚不明确[52, 53]。尽管如此，由于该指标检测为非侵入性且成本较低，故也可以在较低的肿瘤分期进行。

乳酸脱氢酶

LDH是一种非特异性的血清标志物，但对预测Ⅳ期疾病的预后有一定的价值。研究显示，晚期黑色素瘤患者生命体征恶化，LDH水平增加[18,54]。2009年AJCC分期系统首次提出Ⅳ期肿瘤患者需要检测血清LDH水平。如果LDH水平升高，则不论远处转移位置在哪都应定为M1c期[18]。

Ⅲ期肿瘤伴较大转移的患者中，LDH升高水平提示预后较差，但该现象在Ⅲ期伴微转移的患者中未观察到[55]。因此，LDH可作为局部转移患者的一个附加预后指标。

要点

S100B蛋白和LDH是针对恶性黑色素瘤重要的肿瘤标志物。根据2009年AJCC的分类，Ⅳ期肿瘤患者需行血清LDH水平测定。

随访

恶性黑色素瘤存在较高的复发和转移的风险，因此，病情监测对于黑色素瘤患者是很重要的，特别是近年来已出现了有效的治疗方法。此外，与其他上皮细胞皮肤癌一样，黑色素瘤患者有可能出现第二原发性病灶[45]。大多数的指南主张随访10年或更久[45]。然而，对于随访的期限、频率及随访时所需进行的检查，尚没有国际公认的标准[44,45]。

黑色素瘤患者复发的风险取决于疾病的分期。AJCC分期提出重要的预后因素包括肿瘤厚度、是否破溃及核分裂率等。原发灶厚度较薄及没有转移播散证据（ⅠA期）的患者复发的风险较低（Leiter等报道约5.2%[44]），分期较高的患者复发率则显著增高（ⅡC期黑素瘤的患者复发率为44.3%）[18,44]。2013年德国黑色素瘤指南在观察和统计复发率和肿瘤分期的基础上，提出了有关随访的建议[19]。80%的复发发生在黑色素瘤确诊后的3年内[39,56]，确诊10年后的复发率则较稳定[45,57]。因此，在诊断后的第一年里需要多次随访。在极少数情况下（见第二章），黑色素瘤在10多年后仍可复发[56]，所以应建议患者进行终身自我检查[57]。

要点

随访的目的如下：

- 早期发现黑色素瘤的复发和转移
- 发现黑色素瘤的第二原发灶

由于复发的风险在确诊后的最初3年内最高，其间需行多次随访（每季度1次或半年1次）。推荐的随访期限为10年。

参考文献

1 Abbasi NR, Shaw HM, Rigel DS, et al. Early diagnosis of cutaneous melanoma: revisiting the ABCD criteria. *JAMA*. 2004;292:2771-2776.

2 Malvehy J, Puig S, Argenziano G, Marghoob AA, Soyer HP; International Dermoscopy Society Board. Dermoscopy report: proposal for standardization: results of a consensus meeting of the International Dermoscopy Society. *J Am Acad Dermatol*. 2007;57:84-95.

3 Grob JJ, Bonerandi JJ. The 'ugly duckling' sign: identification of the common characteristics of nevi in an individual as a basis for melanoma screening. *Arch Dermatol*. 1998;134:103-104.

4 Kittler H, Pehamberger H, Wolff K, Binder M. Diagnostic accuracy of dermoscopy. *Lancet Oncol*. 2002;3:159-165.

5 Bafounta M-L, Beauchet A, Aegerter P, Saiag P. Is dermoscopy (epiluminescence microscopy) useful for the diagnosis of melanoma? Results of a meta-analysis using techniques adapted to the evaluation of diagnostic tests. *Arch Dermatol*. 2001;137:1343-1350.

6 Vestergaard ME, Macaskill P, Holt PE, Menzies SW. Dermoscopy compared with naked eye examination for the diagnosis of primary melanoma: a meta-analysis of studies performed in a clinical setting. *Br J Dermatol*. 2008;159:669-676.

7 Australian Cancer Network Melanoma Guidelines Revision Working Party. Clinical Practice Guidelines for the Management of Melanoma in Australia and New Zealand: Evidence-Based Best Practice Guidelines. Wellington, New Zealand: Cancer Council Australia and Australian Cancer Network and the Sydney and New Zealand Guidelines Group; 2008.

8 Kelly JW, Yeatman JM, Regalia C, Mason G, Henham AP. A high incidence of melanoma found in patients with multiple dysplastic naevi by photographic surveillance. *Med J Aust*. 1997;167:191-194.

9 Feit NE, Dusza SW, Marghoob AA. Melanomas detected with the aid of total cutaneous photography. *Br J Dermatol*. 2004;150:706-714.

10 McIntosh LM, Summers R, Jackson M, et al. Towards non-invasive screening of skin lesions by near-infrared spectroscopy. *J Invest Dermatol*. 2001;116:175-181.

11 Langley RGB, Walsh N, Sutherland AE, et al. The diagnostic accuracy of in vivo confocal scanning laser microscopy compared to dermoscopy of benign and malignant melanocytic lesions: a prospective study. *Dermatology*. 2007;215:365-372.

12 Dimitrow E, Ziemer M, Koehler MJ, et al. Sensitivity and specificity of multiphoton laser tomography for in vivo and ex vivo diagnosis of malignant melanoma. *J Invest Dermatol.* 2009;129:1752-1758.

13 Gambichler T, Orlikov A, Vasa R, et al. In vivo optical coherence tomography of basal cell carcinoma. *J Dermatol Sci.* 2007;45:167-173.

14 Pflugfelder A, Weide B, Eigentler TK, et al. Incisional biopsy and melanoma prognosis: facts and controversies. *Clin Dermatol.* 2010;28:316-318.

15 Tran KT, Wright NA, Cockerell CJ. Biopsy of the pigmented lesion—when and how. *J Am Acad Dermatol.* 2008;59:852-871.

16 Witheiler DD, Cockerell CJ. Sensitivity of diagnosis of malignant melanoma: a clinicopathologic study with a critical assessment of biopsy techniques. *Exp Dermatol.* 1992;1:170-175.

17 Tadiparthi S, Panchani S, Iqbal A. Biopsy for malignant melanoma–are we following the guidelines? *Ann R Coll Surg Engl.* 2008;90:322-325.

18 Balch CM, Gershenwald JE, Soong S-J, et al. Final version of 2009 AJCC melanoma staging and classification. *J Clin Oncol.* 2009;27:6199-6206.

19 Malignes melanom: diagnostik, therapie und nachsorge. Arbeitsgemeinschaft der Wissenschaftlichen Medizinischen Fachgesellschaften (AWMF). www.awmf.org/leitlinien/detail/ll/032-024OL.html. Accessed June 20, 2013.

20 Garbe C, Eigentler TK, Bauer J, et al. Histopathological diagnostics of malignant melanoma in accordance with the recent AJCC classification 2009: review of the literature and recommendations for general practice. *J Dtsch Dermatol Ges.* 2011;9:690-699.

21 Piris A, Mihm MC Jr, Duncan LM. AJCC melanoma staging update: impact on dermatopathology practice and patient management. *J Cutan Pathol.* 2011;38:394-400.

22 World Health Organization classification of tumours. International Agency for Research in Cancer. www.iarc.fr/en/publications/pdfs-online/pat-gen/bb6/BB6.pdf. Accessed April 17, 2013.

23 Ohsie SJ, Sarantopoulos GP, Cochran AJ, Binder SW. Immunohistochemical characteristics of melanoma. *J Cutan Pathol.* 2008;35:433-444.

24 Sanki A, Scolyer RA, Thompson JF. Surgery for melanoma metastases of the gastrointestinal tract: indications and results. *Eur J Surg Oncol.* 2009;35:313-319.

25 Wong SL, Balch CM, Hurley P, et al. Sentinel lymph node biopsy for melanoma: American Society of Clinical Oncology and Society of Surgical Oncology joint clinical practice guideline. *J Clin Oncol.* 2012;30:2912-2918.

26 Testori A, De Salvo GL, Montesco MC, et al. Clinical considerations on sentinel node biopsy in melanoma from an Italian multicentric study on 1,313 patients (SOLISM-IMI). *Ann Surg Oncol.* 2009;16:2018-2027.

27 Kunte C, Geimer T, Baumert J, et al. Prognostic factors associated with sentinel lymph node positivity and effect of sentinel status on survival: an analysis of 1049 patients with cutaneous melanoma. *Melanoma Res.* 2010;20:330-337.

28 Kretschmer L, Starz H, Thoms K-M, et al. Age as a key factor influencing metastasizing patterns and disease-specific survival after sentinel lymph node biopsy for cutaneous melanoma. *Int J Cancer.* 2011;129:1435-1442.

29 Socrier Y, Lauwers-Cances V, Lamant L, et al. Histological regression in primary melanoma: not a predictor of sentinel lymph node metastasis in a cohort of 397 patients. *Br J Dermatol.* 2010;162:830-834.

30 Morton DL, Cochran AJ, Thompson JF, et al; Multicenter Selective Lymphadenectomy Trial Group. Sentinel node biopsy for early-stage melanoma: accuracy and morbidity in MSLT-I, an international multicenter trial. *Ann Surg.* 2005;242:302-313.

31 Chakera AH, Hesse B, Burak Z, et al. EANM-EORTC general recommendations for sentinel node diagnostics in melanoma. *Eur J Nucl Med Mol Imaging*. 2009;36:1713-1742.

32 Alazraki N, Glass EC, Castronovo F, Valdés Olmos RA, Podoloff D. Procedure guideline for lymphoscintigraphy and the use of intraoperative gamma probe for sentinel lymph node localization in melanoma of intermediate thickness 1.0. *J Nucl Med*. 2002;43:1414-1418.

33 Gershenwald JE, Ross MI. Sentinel-lymph-node biopsy for cutaneous melanoma. *N Engl J Med*. 2011;364:1738-1745.

34 Even-Sapir E, Lerman H, Lievshitz G, et al. Lymphoscintigraphy for sentinel node mapping using a hybrid SPECT/CT system. *J Nucl Med*. 2003;44:1413-1420.

35 Stoffels I, Scherag A, Klode J. SPECT/CT for sentinel lymph node detection in patients with melanoma – reply. *JAMA*. 2013;309:232-233.

36 van Akkooi ACJ, Spatz A, Eggermont AMM, Mihm M, Cook MG. Expert opinion in melanoma: the sentinel node; EORTC Melanoma Group recommendations on practical methodology of the measurement of the microanatomic location of metastases and metastatic tumour burden. *Eur J Cancer*. 2009;45:2736-2742.

37 Mitteldorf C, Bertsch HP, Zapf A, Neumann C, Kretschmer L. Cutting a sentinel lymph node into slices is the optimal first step for examination of sentinel lymph nodes in melanoma patients. *Mod Pathol*. 2009;22:1622-1627.

38 Gutzmer R, Kaspari M, Brodersen JP, et al. Specificity of tyrosinase and HMB45 PCR in the detection of melanoma metastases in sentinel lymph node biopsies. *Histopathology*. 2002;41:510-518.

39 Hofmann U, Szedlak M, Rittgen W, Jung EG, Schadendorf D. Primary staging and follow-up in melanoma patients – monocenter evaluation of methods, costs and patient survival. *Br J Cancer*. 2002;87:151-157.

40 Xing Y, Bronstein Y, Ross MI, et al. Contemporary diagnostic imaging modalities for the staging and surveillance of melanoma patients: a meta-analysis. *J Natl Cancer Inst*. 2011;103:129-142.

41 Hafner J, Hess Schmid M, Kempf W, et al. Baseline staging in cutaneous malignant melanoma. *Br J Dermatol*. 2004;150:677-686.

42 Sawyer A, McGoldrick RB, Mackey SP, Allan R, Powell B. Does staging computed tomography change management in thick malignant melanoma? *J Plast Reconstr Aesthet Surg*. 2009;62:453-456.

43 Yancovitz M, Finelt N, Warycha MA, et al. Role of radiologic imaging at the time of initial diagnosis of stage T1b-T3b melanoma. *Cancer*. 2007;110:1107-1114.

44 Francken AB, Accortt NA, Shaw HM, et al. Follow-up schedules after treatment for malignant melanoma. *Br J Surg*. 2008;95:1401-1407.

45 Leiter U, Buettner PG, Eigentler TK, et al. Hazard rates for recurrent and secondary cutaneous melanoma: an analysis of 33,384 patients in the German Central Malignant Melanoma Registry. *J Am Acad Dermatol*. 2012;66:37-45.

46 Bafounta M-L, Beauchet A, Chagnon S, Saiag P. Ultrasonography or palpation for detection of melanoma nodal invasion: a meta-analysis. *Lancet Oncol*. 2004;5:673-680.

47 Stoffels I, Dissemond J, Poeppel T, et al. Advantages of preoperative ultrasound in conjunction with lymphoscintigraphy in detecting malignant melanoma metastases in sentinel lymph nodes: a retrospective analysis in 221 patients with malignant melanoma AJCC Stages I and II. *J Eur Acad Dermatol Venereol*. 2012;26:79-85.

48 Strobel K, Dummer R, Husarik DB, Pérez Lago M, Hany TF, Steinert HC. High-risk melanoma: accuracy of FDG PET/CT with added CT morphologic information for detection of metastases. *Radiology*. 2007;244:566-574.

49 Aukema TS, Valdés Olmos RA, Korse CM, et al. Utility of FDG PET/CT and brain MRI in melanoma patients with increased serum S-100B level during follow-up. *Ann Surg Oncol.* 2010;17:1657-1661.

50 Cho KH, Hashimoto K, Taniguchi Y, Pietruk T, Zarbo RJ, An T. Immunohistochemical study of melanocytic nevus and malignant melanoma with monoclonal antibodies against S-100 subunits. *Cancer.* 1990;66:765-771.

51 Nakajima T, Watanabe S, Sato Y, Kameya T, Hirota T, Shimosato Y. An immunoperoxidase study of S-100 protein distribution in normal and neoplastic tissues. *Am J Surg Pathol.* 1982;6:715-727.

52 Mocellin S, Zavagno G, Nitti D. The prognostic value of serum S100B in patients with cutaneous melanoma: a meta-analysis. *Int J Cancer.* 2008;123:2370-2376.

53 Mårtenson ED, Hansson LO, Nilsson B, et al. Serum S-100B protein as a prognostic marker in malignant cutaneous melanoma. *J Clin Oncol.* 2001;19:824-831.

54 Agarwala SS, Keilholz U, Gilles E, et al. LDH correlation with survival in advanced melanoma from two large, randomised trials (Oblimersen GM301 and EORTC 18951). *Eur J Cancer.* 2009;45:1807-1814.

55 Nowecki ZI, Rutkowski P, Kulik J, Siedlecki JA, Ruka W. Molecular and biochemical testing in stage III melanoma: multimarker reverse transcriptase-polymerase chain reaction assay of lymph fluid after lymph node dissection and preoperative serum lactate dehydrogenase level. *Br J Dermatol.* 2008;159:597-605.

56 Dicker TJ, Kavanagh GM, Herd RM, et al; Scottish Melanoma Group. A rational approach to melanoma follow-up in patients with primary cutaneous melanoma. *Br J Dermatol.* 1999;140:249-254.

57 Murchie P, Hannaford PC, Wyke S, Nicolson MC, Campbell NC. Designing an integrated follow-up programme for people treated for cutaneous malignant melanoma: a practical application of the MRC framework for the design and evaluation of complex interventions to improve health. *Fam Pract.* 2007;24:283-292.

第四章　原发病变及局部区域病变的治疗

原发肿瘤的局部治疗

局部广泛切除术

原发肿瘤初次手术可以获得一个较小的切缘并获得皮肤黑色素瘤的病理诊断，而原发性肿瘤初次切除后（见第三章）的标准治疗方法是广泛切除可能存在的邻近组织的黑色素瘤细胞[1]。广泛切除标本的病理检查必须确认肿瘤被完全切除及有无卫星灶，因为手术治疗可能是治愈性的，尤其对那些厚度较薄的肿瘤及无转移播散的病变，手术可以减少局部复发的风险[1,2]。

目前，关于黑色素瘤广泛切除程度的可利用的数据尚不明确，对最佳切缘的讨论持续存在。然而，一些研究和Meta分析结果表明原发性黑色素瘤的较窄切缘与较宽切缘同样安全[2]。

根治性外科切除手术的推荐切缘距离是以原发肿瘤的Breslow肿瘤厚度为基础的[1]，在表4.1中列举[3]。垂直切除深度应包括皮下组织，但不包括肌筋膜（图4.1）及筋膜下相应的结构，如无肌筋膜区域的软骨和肌肉（面部）[1,4]。

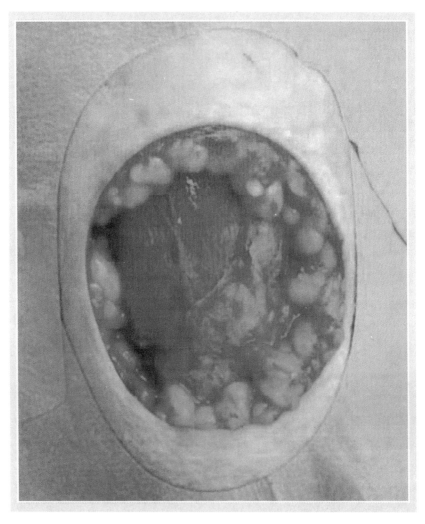

图4.1 上臂原发恶性黑色素瘤局部切除后。 局部切除后，可见肌肉筋膜。（见彩插）

表4.1 不同Breslow厚度的原发肿瘤的推荐外科切缘范围

T 分期	Breslow 厚度（mm）	安全切缘范围
pTis	不适用	0.5
pT1，pT2	1～≤2	1
pT3，pT4	>2	2

见本章参考文献3。

手术前安全切缘的范围需要确定，具体距离可用直尺确定（图4.2）。应用的切缘距离通常为各个方向上的0.5cm、1cm或2cm，并从可见病灶的周边开始计算并标记，如黑色素瘤已被切除，需要从瘢痕或溃疡的边缘测量标记。

某些部位如面部、足趾、手指和生殖器区域等受解剖学特点的限制，没有最佳的切缘宽度及深度的明确推荐。这些部位因为广泛切除使其毁容或功能受限风险增加，有时不可避免地导致切除面积较小而偏离推荐的安全切缘。在这些病例中，为了避免局部复发率增高的风险和尽可能保留组织，显微镜下控制性手术（三维组织学）是一个比较合适的方法[5]。这种方法在1950年首先由Mohs描述应用并以他的名字命名（Mohs手术）[6]，后经其他学者进一步改进，这种手术方法可以用显微镜下切缘控制来精确控制整个病灶表面及周围区域的切缘范围[7]。

是否行前哨淋巴结活检取决于Breslow肿瘤厚度和其他某些风险因素，如溃疡、有丝分裂率升高及患者的年龄。通常前哨淋巴结活检术和局部广泛切除术同时完成。适应证及方法详见第三章。

要点

具有安全边缘的局部广泛切除是推荐的治疗标准。安全边界对局部复发率的影响是明显的，但与总生存率无关。广泛切除肿瘤边缘的距离由Breslow厚度确定；要求深达肌筋膜表面的全层皮肤切除。在功能损毁较大和毁容的区域（例如手、足趾和面部），广泛切除并不适合，采用显微镜下三维组织学检查来确立切缘以尽可能保留功能。

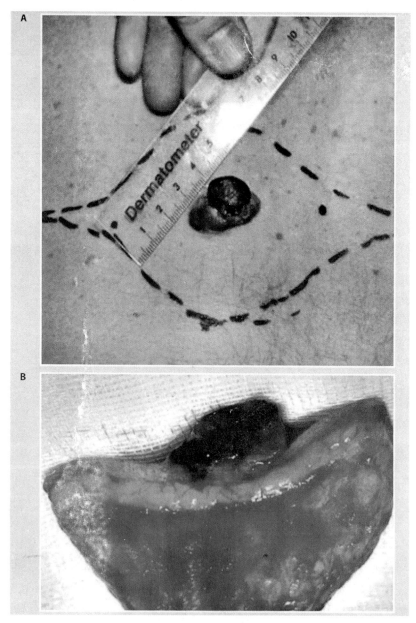

图4.2　确定安全切缘。（A）用尺子测量，各方向边缘外2cm。（B）垂直深度应包括筋膜上所有皮下组织。（见彩插）

原发肿瘤的放射治疗

手术是唯一可能治愈原发性皮肤黑色素瘤的手段，因此是治疗的金标准[1]。但某些患者可能由于肿瘤的大小和（或）位置以及患者的年龄和并发症等，无法手术治疗，放射治疗提供了一个可局部控制肿瘤的治疗选择[8, 9]。

恶性黑色素瘤历来被认为是对放疗不敏感的肿瘤。然而，一些研究表明，黑色素瘤细胞对放疗的敏感程度并非像以往认识的那样[8, 9]。目前发现放疗可用于头颈部原发的广泛性恶性雀斑样黑色素瘤的治疗（图3.3），可用于那些外科手术可能增加手术并发症的老年患者，也可用于挽救性手术后的镜下或肉眼切缘阳性的患者[8, 9]。另一个适应证是高复发风险的促结缔组织增生性恶性黑色素瘤[10]。由于前瞻、随机、对照性研究的不足，对上述的某些特殊情况下的原发性黑色素瘤的放射治疗仍应慎重。需要清楚地告知患者，放疗后皮肤内仍可能残留肿瘤细胞，仍存在相关的高复发风险以及照射区域皮肤的长期损害。

咪喹莫特

咪喹莫特是具有抗肿瘤和抗病毒作用的免疫调节剂，但可引起炎症反应，如红斑、肿胀和结痂。有使用局部咪喹莫特乳膏成功治疗原位黑色素瘤的病例报道。因此，这种治疗可以作为另一种不宜手术的老年表浅非侵袭性黑色素瘤患者的治疗。然而由于没有随机对照试验结果，且目前仅有少量报道，对此种方法疗效的解释必须谨慎[11]。

要点

对于某些部位的原发肿瘤及黑色素瘤，无法进行保留功能的手术治疗，放射治疗提供了一种局部控制肿瘤的治疗选择。在不能手术部位的黑色素瘤，咪喹莫特可以考虑，但关于疗效的数据不足。

原发肿瘤切除术后的辅助治疗

干扰素辅助治疗

干扰素（IFN；重组 α 2b 型干扰素和聚乙二醇干扰素）是唯一批准用于治疗手术完全切除后有高复发风险的黑色素瘤患者的辅助治疗药物（聚乙二醇干扰素是仅在美国被批准的治疗III期黑色素瘤的药物；在欧洲及美国 α 2b 型干扰素被批准治疗II期和III期黑色素瘤）。干扰素的作用机制是通过动员患者的主动免疫，去除导致复发可能的亚临床转移病灶[12]。

尽管有一些随机、对照试验和Meta分析结果，但干扰素辅助治疗的结果和结论并不一致，并在一定程度上相互矛盾[13-15]。干扰素治疗在高风险的黑色素瘤[13,16]患者的无瘤生存期中显示了可重复的疗效，但是需要Meta分析来明确该方法对整体生存率的影响。最近的报道表明，高危患者[原发肿瘤伴溃疡和（或）隐匿性转移的淋巴结转移的患者]可能从干扰素治疗中获益最多，虽然这个观察报告的生物学基础目前还不清楚[17]。

围绕对生存影响的争论部分原因可能是不同的研究使用了不同的IFN类型和（或）治疗时间以及接受治疗的患者不同的肿瘤分期。这反映了不同国家推荐的治疗规范不同。根据2008年澳大利亚和新西兰的黑色素瘤临床实践指南，干扰素的使用应作为高风险的黑色素瘤患者的辅助治疗[18]。其他指南（如NICE2006年英国健康和保健指南）推荐的辅助干扰素治疗只应作为临床试验的一部分[19]

各国之间各种类型IFN的应用（表4.2）[20]显示不同的国家的首选方案不同。低剂量干扰素是用于德语国家的欧洲标准（德国、奥地利和瑞士），大剂量干扰素治疗方案主要用于美国，聚乙二醇干扰素也在过去的几年里得到认可。低剂量和中等剂量的干扰素主要用于欧洲南部的国家（意大利、西班牙和希腊），而另一些国家（例如荷兰、斯堪的纳维亚国家）建议只在临床试验中使用IFN。然而，最近的Meta分析强烈指出，IFN的持续时间和剂量与总生存率和无疾病进展生存率无关[13]。

表4.2　干扰素治疗方案

方案	干扰素剂量	用药途径	用药频率（每周）	疗程长度
低剂量干扰素	$3MU/m^2$	皮下	3	18个月
中等剂量干扰素				
诱导	$10MU/m^2$	静脉	5	4周
维持	$10MU/m^2$	皮下	3	1年
	$5MU/m^2$	皮下	3	2年
高剂量干扰素				
诱导	$20MU/m^2$	静脉	5	4周
维持	$10MU/m^2$	皮下	5	48周
聚乙二醇干扰素				
诱导	$6\mu g/kg$体重	皮下	1	8周
维持	$3\mu g/kg$体重	皮下	1	5年

MU，百万单位。引自Jradi等[20]。

干扰素治疗的副作用经常被报道，它可以影响各器官系统。主要的急性不良事件是疲劳（100%）和流感样症状（＞80%），如发热、肌痛、恶心和呕吐，可以在治疗后12个小时出现。症状一般随治疗时间的延长减轻[12]。这些症状缓解可以通过预处理或予以非甾体抗炎药对症治疗。其他主要的副作用包括骨髓抑制、神经精神症状（特别是抑郁症）、肝毒性、心脏毒性、体重减轻和味觉障碍。在持续治疗中可能导致或加剧恶化的一些自身免疫性疾病（例如银屑病），一般在治疗结束后症状缓解。总体而言，临床医生必须认识到，大剂量或聚乙二醇干扰素治疗方案有显著的毒性[21, 22]。禁忌证（特别是神经和心脏疾病）需要治疗之前排除。根据不良事件的严重程度在治疗过程中减少剂量或停止治疗可能是必要的[12]。副作用的治疗实用指南详见2008年Hauschild等文章描述[12]。

常用标准不良事件术语（由美国国家癌症研究所发表的癌症治疗评估项目）[23]是一个详细的描述由药物引起的副作用标准术语，标准可用于不良事件报道，并为每个不良事件分级（程度）。

- 1级：轻度不良事件
- 2级：中度不良事件
- 3级：严重不良事件
- 4级：危及生命或禁用不良事件
- 5级：不良事件相关的死亡

根据副作用的严重程度，可提出减少剂量或停药的要求。

> **要点**
>
> 不同的国家高危黑色素瘤患者的干扰素辅助治疗计划不同。由于缺乏其他有效的药物被批准用于黑色素瘤的辅助治疗，所有高风险的患者应被告知了解干扰素治疗相关的潜在风险和生活质量的降低。另外，如果这些问题已经详细地告知患者，就能密切随访观察。

其他一些辅助化疗和免疫治疗

化疗药物和免疫调节剂作为手术切除后的高危黑色素瘤患者的辅助治疗已被评估[24]。治疗方案被设想能防止肿瘤细胞的生长，减少转移扩散的瘤负荷，延长生存时间。到目前为止，没有药物治疗能够表现出对总体生存率和（或）无疾病进展生存有显著收益。因此，干扰素目前仍然是唯一获得批准的黑色素瘤的辅助治疗药物。

以下药物得到研究：

- 单药达卡巴嗪与安慰剂相比，没有显示出改善整体生存率；相反，一项研究甚至显示其相对于对照组较差的生存率[25]。
- 左旋咪唑，一种免疫调节性驱虫药，试验性治疗恶性黑色素瘤患者，但没有表现出任何有益的疗效[26]。
- 卡介苗最初是作为一种预防结核病的活疫苗[27]。20世纪70年代，单独或联合其他药物使用。由于观察到具有免疫调节作用，它也用于黑色素瘤患者的治疗。然而，作为辅助治疗对无论是整体的生存期还是无病生存率期均无明显改善[28]。

- 一些欧洲的学者，推荐槲寄生植物提取物（槲寄生），因为它被认为在免疫调节中发挥作用。在一个大型的前瞻性、随机、对照研究中未能证明槲寄生治疗能提高总生存和无病生存率；相反，观察到的是一个对生存无意义的阴性影响[29]。

- 其他免疫刺激剂（小型隐孢菌和促炎性细胞因子，如白细胞介素-2[2]、粒细胞—巨噬细胞集落刺激因子和IFN-γ）在前瞻性、随机对照研究中没有表现出任何的治疗效果。[20]

- 一些学者报道，疫苗免疫疗法对影响生存期是不成功的阴性结果[20]。

> **要点**
>
> 除了干扰素，没有其他的化疗药物或免疫调节剂批准用于黑色素瘤的辅助治疗。只要有可能，高危患者应该进入治疗黑色素瘤新药的随机、对照临床的研究中。

辅助性外科手术

辅助性外科手术也不推荐作为治疗黑色素瘤的标准治疗。

- 对病理证实或临床高度怀疑淋巴结转移的患者行淋巴结清扫术已达成共识，选择性淋巴结切除（例如切除临床未确定或无病理证实的区域淋巴结转移灶）由于对总生存率并无优势，故不推荐用于黑色素瘤的治疗[30]。

- 由于隔离肢体灌注辅助治疗存在个别患者截肢的高风险副作用，并不适用于黑色素瘤的患者。虽然对肿瘤局部控制的优势明显，但这种治疗方法没有显示延长生存时间或远处转移时间的优势[31]。

> **要点**
> 辅助性外科手术不推荐用于治疗黑色素瘤患者的局部区域转移。

局部区域转移性恶性黑色素瘤的治疗

对于黑色素瘤患者，局部区域转移是指局部复发、移行转移、卫星病灶和淋巴结转移。

- 局部复发是指黑色素瘤在以前切除的术区或附近再出现病灶。
- 卫星转移被定义为原发肿瘤周围2cm区域内形成的转移性结节。
- 移行转移发生在从原发肿瘤到第一站区域淋巴结之间的区域[32]。

卫星和途中转移，见图4.3。

手术治疗

淋巴结清扫

淋巴结清扫，也被称为淋巴结切除术，这一外科技术是指肿瘤局部区域的淋巴结尽可能地全部切除[3]，见表4.3。

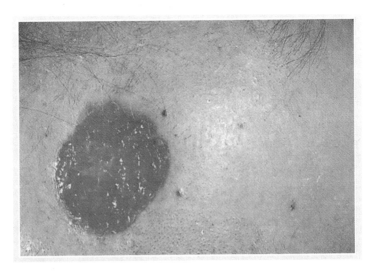

图4.3 头部恶性黑色素瘤切除区域外的多发卫星及移行转移灶。 图片由Axel Hauschild医生（德国）提供。（见彩插）

表4.3 2013年德国恶性黑色素瘤指南推荐的淋巴结清扫范围

区 域	清扫程度	扩 展
头/颈	改良根治性颈清扫术	腮腺浅（外侧）叶切除，保留面神经
		后外侧颈淋巴结清扫术（耳后及枕下淋巴结、颈侧三角、部分Ⅱ～Ⅳ级颈内静脉分支）
腋下（上肢，躯干）	Ⅰ～Ⅲ级，取决于原发肿瘤的部位	
腹股沟（下肢，躯干）	股三角的淋巴结	髂内外及闭孔淋巴结

见本章参考文献3。

经组织学证实的转移或临床高度怀疑淋巴结转移的患者[触诊和（或）淋巴结超声、磁共振成像（MRI）、计算机断层摄影术（CT），或正电子发射断层扫描（PET）/CT]应进行淋巴结清扫，以确保无远处转移。最初，它被认为是一种有效的治疗手段[33]。然而，最近发表的一些文章表明，手术对这些患者的生存没有影响[34]。

尚无比较接受和未接受淋巴结清扫的随机、对照的研究报道。没有随机、对照的研究比较患者接受和未接受淋巴结清扫的结果。然而，淋巴结清扫仍普遍推荐应用的目的是延长患者的无病生存期，并通过降低复发风险而提供有效的区域控制。如果引流区转移的淋巴结已手术切除，相关的淋巴结区域的根治性淋巴结切除术应考虑。术前必须通过影像学诊断如CT、MRI和PET／CT，以排除目前转移灶进一步转移到下一站区域淋巴结的可能。

淋巴结清扫有较高的严重并发症，淋巴结清扫围术期并发症发生率约为46%[35,36]。最常见的并发症是积液，这可能需要穿刺治疗，否则容易形成慢性病变及慢性淋巴水肿[36]。此外，患者可能出现疼痛、伤口感染（无论是术后还是皮下积液穿刺所致）、血肿、伤口裂开、化脓性炎症或神经损伤[35-37]。

目前仍有争议的是前哨淋巴结微小转移患者的治疗。微转移（定义为触诊及超声检测无法发现的转移）的前哨淋巴结是黑色素瘤进展的重要预测因素[38]。前哨淋巴结内微转移的肿瘤负荷有所不同。对前哨淋巴结各种细微形态测量的标准（表4.4）[39]分别描述了前哨淋巴结微小转移对预后的影响，预测了将来前哨淋巴结活检阳性的可能性，并归入不同的分级（例如Starz分类、Dewar标准和Rotterdam标准）[40]，但未达成共识[39]，哪个分类更合适仍需要明确。然而可以肯定的是，前哨淋巴结肿瘤负荷较大，预后较差[39]。在决定是否应进行淋巴结清扫术时，多个因素综合分析（尤其是肿瘤的负荷和发生转移的淋巴结的位置）比单因素更合理[41]。

> **要点**
>
> 淋巴结清扫适用于区域淋巴结转移后向远端扩散的患者。目的是使患者无瘤生存,提供有效的区域控制，降低复发风险。
>
> 预后不良与前哨淋巴结肿瘤负荷较大相关。前哨淋巴结瘤负荷较小时,应考虑行微观形态病理学分析,决定是否予以淋巴结清扫术治疗。

表4.4　可能与生存期相关的肿瘤负荷的微转移灶特点

• 转移灶最大直径
• 包膜下肿瘤浸润深度
• 阳性前哨淋巴结数量（≥3）
• 淋巴结内转移灶的微解剖位置
• 包膜浸润
• 薄膜外扩展
• 肿瘤表面积

归纳自vanAkkooi等[39]。

淋巴结清扫术后辅助放疗

淋巴结清扫是治疗淋巴结转移的基本的治疗方式。然而，术后局部复发率为30%～50%[42]。局部复发的因素[4,43,44]如下。

- 淋巴结体积较大（＞3cm）
- 淋巴结转移数目多（≥3个）
- 肿瘤侵出淋巴结

到目前为止，术后辅助放疗并没有表现出有益于总体生存的重大影响，各国医疗机构并不常规使用淋巴结清扫术后辅助放疗[43]。因此，不同国家黑色素瘤淋巴结清扫术后是否应用辅助放疗意见不一。例如，2006年英国的NICE指南推荐的辅助放疗应用于淋巴结清扫术后的患者[19]，与之相反，2005年法国的指南未提及淋巴结清扫术后辅助放疗的指征[45]。

然而，对于具有局部复发高危因素的患者来说，淋巴结清扫术后辅助放疗在控制局部复发风险方面优于单纯淋巴结清扫[43]。对于具备局部复发高危因素的患者确实可以从术后辅助放疗中获益[43,44]。德国2013年的黑色素瘤指南[3]指出区域淋巴结复发后患者在淋巴结清扫术后应给予辅助放疗。

辅助放疗耐受性良好。最常见的并发症是淋巴水肿。放射剂量可能造成局部淋巴水肿[42]。为了降低淋巴水肿的风险，传统的单次减少剂量（≤2.5Gy），总剂量50～60Gy的放疗方法比较常用。

要点

淋巴结清扫术后辅助放疗对于存在局部复发的高危患者可以降低局部复发风险，但对总体生存期没有改善。

局部复发、移行转移和卫星病灶的手术治疗

对于局部复发的治疗，在可能的情况下移行转移和（或）卫星病灶应该根治性切除。在黑色素瘤的临床分期时必须明确是否存在远处转移。对于局限性疾病进展的患者（局限的局部复发、孤立的转移灶和少

量的结节，如＜10个），应当选择手术彻底切除（肉眼及镜下切缘），并应该由病理证实切缘阴性。多发与无法切除的转移，应采用其他方式，将在下一节中描述。

要点

手术切除是局部复发和转移性病灶的标准治疗方法。尽可能彻底切除局部复发、移行转移和卫星病灶（切缘R0）。

无法手术切除的移行转移、卫星病灶的可供选择的局部治疗方法

一旦出现不能手术切除的转移性黑色素瘤（如弥散的多发病变、肿瘤巨大难以完整切除或多次短期内复发），提示预后不良且全身治疗方法有限[46, 47]。在BRAF抑制剂敏感的BRAF突变的情况下，应给予患者BRAF抑制剂治疗。另一种治疗选择是伊匹单抗，但必须指出的是，伊匹单抗已在美国被批准为一线治疗方案，而在欧洲是二线治疗方案。化疗（如达卡巴嗪或福莫司汀）可以提供给没有相关的靶向突变或不符合伊匹单抗治疗的患者，然而文献报道，无论单药或联合用药化疗方案，未见总生存受益。只要有可能，患者应该进入临床试验，提供新的治疗方法，不仅可能延长无进展生存期，也可使总生存受益。全身治疗方案详见第五章。

虽然各种局部治疗手段应用于临床，但皮肤和软组织转移瘤的治疗未见推荐标准[46]。各种方法相互比较，某一治疗方式的疗效优势尚未确立。

肿瘤局部高浓度抗肿瘤药物治疗的优势在于全身药物的浓度较低，没有严重的副作用[46, 47]。化疗药物的局部应用，尤其是对病情快速进展的患者，可以结合电刺激或热疗如电化学疗法和隔离肢体灌注。每种治疗方法的优势需要与药物毒性及治疗副作用权衡，并且需结合患者的个体差异和一般情况。

> **要点**
> 局部的治疗方法（例如电化学和肢体灌注）对提高局部控制有一定的疗效，但总体生存时间并不能受益。治疗中出现的不良事件、生活质量、经济负担和患者的意愿需要进行权衡。

免疫治疗

IL-2最初作为一种高剂量免疫疗法，于1998年由美国食品和药物管理局（FDA）批准用于一线治疗黑色素瘤[47]。在欧洲，全身应用IL-2治疗转移性黑色素瘤作为标准的治疗未被批准[4]。与全身应用IL-2治疗经常出现不良事件如发烧、寒战、低血压和心律失常等相比较，瘤内注射一般耐受良好[46,47]，一些文献报道显示黑色素瘤转瘤内IL-2注射治疗后有效。IL-2瘤内注射引起的局部炎症反应如局部肿胀、红肿等诱导肿瘤组织部分坏死。常见的副作用是注射部位的疼痛、发热、流感样症状、疲劳和恶心等[47]。Ⅲ期黑色素瘤患者的皮肤转移瘤内注射IL-2有一定的疗效，有完全缓解的可能（大约60%的病例）和有利于维持长期效果[46,47]。

自20世纪70年代后期，另一种免疫调节剂二硝基氯苯对黑色素瘤的皮肤转移进行了探索性治疗。其利用强制性接触过敏源，局部使用后皮肤过敏导致炎症以增加细胞毒作用[48,49]。副作用包括红斑、肿胀、疱疹和溃疡、表皮松解症、发热、恶心以及全身不适等[48]。文献报道，这种方法的部分或完全缓解率达37%～69%[48,49]。

IFN因为具有免疫调节作用，对黑色素瘤细胞有抗增殖作用而被推荐使用[50]。无论IFN何种亚型、何种使用方式，均已证实在局部治疗中可消除转移瘤，但未建立剂量—反应曲线。病灶内注射IFN-α、IFN-α 2b、IFN-β，有效率可高达50%[50,51]。由于全身反应，一些患者出现副作用，如流感样症状、发热、头痛、发冷和疲劳、肌肉酸痛、表情淡漠和粒细胞，肝脏转氨酶异常也有发生。

卡介苗作为局部病灶切除术后的辅助治疗或作为转移性患者化疗过程的佐剂辅助治疗，未见确切疗效。皮肤转移瘤内注射的效果良好

（完全缓解：19%。部分缓解：26%）[52]。

咪喹莫特是合成的咪唑并喹啉胺制剂，通常是局部外用（5%软膏），具有免疫调节功能，可以抗病毒和抗肿瘤。外用咪喹莫特的适应证包括生殖器疣、日光性角化病和基底细胞癌。咪喹莫特在皮肤黑色素瘤的转移治疗中的应用可能会引起黑色素瘤特异性细胞毒性细胞的作用，在某些患者中使转移性黑色素瘤完全或部分缓解[53]。

电化学疗法

电化学疗法是结合瘤内注射低剂量的化疗药物和局部（皮）电脉冲的应用，它能增加癌细胞膜的通透性（称为电穿孔），从而促进药物输送到细胞内（图4.4）。有报道称顺铂、博莱霉素电化学治疗的反应率约为68%[54, 55]。这种疗法的主要副作用是瘤内注射后疼痛和肌肉痉挛和阵挛，但治疗前全麻或局麻可预防[55]。其他不良反应包括红斑、水肿和坏死[54,55]。这种治疗方法的主要优点是低剂量药物即可达到肿瘤反应所需，并可减少药物的毒性[54]。

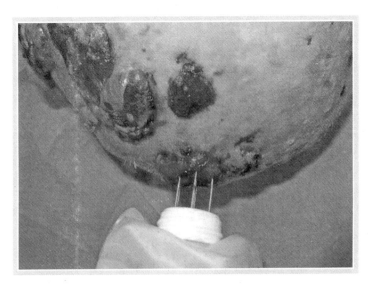

图4.4 针对较大皮肤转移使用电化学疗法。图为患者头部。图片由K.C.Kaehler医生（德国）提供。（见彩插）

隔离肢体灌注与隔离肢体注入

隔离肢体灌注是可以使肢体肿瘤部分或完全缓解的一种外科技术[56]。通过肢体主要动、静脉放置导管，建立局部循环，使肢体血循环与体循环隔离。止血带置于导管近端，防止灌注肢体治疗的血液回流入体循环。化疗药物经动脉导管应用于肢体肿瘤部位的局部循环，全身毒性较低（图4.5）[56,57]。

隔离肢体灌注是在全身麻醉下进行的。自1969年以来，热疗已被添加到隔离肢体灌注，与热疗及烷化剂的细胞毒作用互相协同[56]。美法仑是隔离肢体灌注最常用的单药。近年来，探索性应用肿瘤坏死因子——α隔离肢体灌注的结果表明，联合用药比美法仑疗效更佳[58]。隔离肢体灌注可能出现的短期并发症大多是一过性的，包括红斑、水肿、疼痛、神经损伤、伤口感染、骨筋膜室综合征和横纹肌溶解[59]。长期的并发症包括持久水肿、神经、肌肉萎缩、肢体功能障碍和静脉血栓。因严重并发症需要截肢的情况非常罕见[59]。

隔离肢体注射提供了另一种给药方式，如局部应用美法兰。与隔离肢体灌注相比而言，隔离肢体注射是一种微创技术，经皮在相关肢体的动、静脉放置导管，无需手术切开。因此，不需要全身麻醉，并且可重复治疗。优势在于严重不良相关事件的发生率低，耐受性良好。然而，与隔离肢体灌注相比，隔离肢体注入完全有效率和总体有效率较低[60]。

隔离肢体灌注和隔离肢体注射技术需要丰富的临床经验，并不能在所有医院施行以避免过多的并发症。目前，隔离肢体注射治疗主要用于澳大利亚，而隔离肢体灌注是其他大多数国家的首选治疗方式。

冷冻手术和二氧化碳激光器治疗

文献中描述了其他适用于局部皮肤转移的姑息治疗的疗法，包括冷冻手术和二氧化碳激光器。后者采用连续激光波汽化转移组织，引起表面烧伤（应用局部麻醉）。激光治疗对于体积较小的转移灶特别有效[61]。

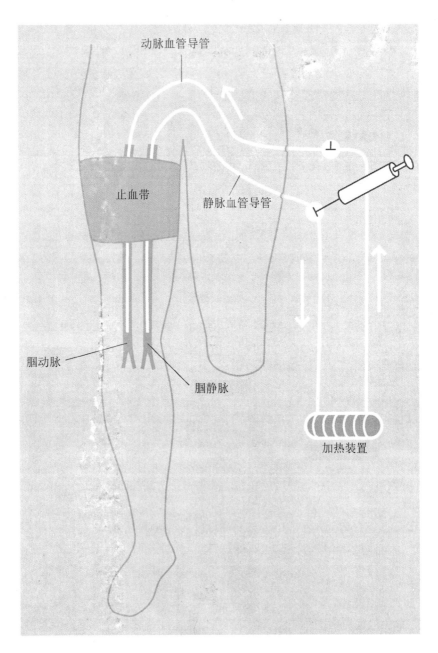

动脉血管导管

止血带

静脉血管导管

腘动脉

腘静脉

加热装置

图4.5 隔离肢体灌注。改自Ashton等[57]。

局部转移的放射治疗

有证据显示，局部放疗对于治疗不能手术的局部晚期和转移的病灶有较高的反应率。因此，为这些患者提供了另一种姑息性治疗的选择[62, 63]。

要点

对于不能手术切除的转移灶和卫星病灶，其他的治疗方法可以考虑，包括瘤内局部免疫调节剂的应用、电化学疗法的应用、隔离肢体灌注或注入、激光治疗、冷冻治疗或放疗。使用哪些治疗，应多学科讨论决定。总结治疗局部转移选项见图4.6。

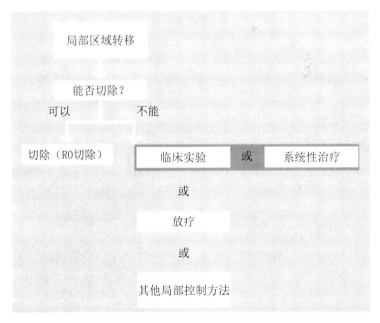

图4.6 局部转移的治疗策略。*一线：BRAF突变的病例使用BRAF基因抑制剂，易普利姆玛（伊匹单抗，美国），单药化疗。二线：易普利姆玛（伊匹单抗，美国和欧洲），联合化疗。†电化学疗法，隔离肢体灌注，冷冻治疗，二氧化碳激光。免疫疗法（局部用药）：白介素2，二硝基氯苯，干扰素，卡介苗，咪喹莫特。

参考文献

1 Sladden MJ, Balch C, Barzilai DA, et al. Surgical excision margins for primary cutaneous melanoma. *Cochrane Database Syst Rev.* 2009;4:CD004835.

2 Mocellin S, Pasquali S, Nitti D. The impact of surgery on survival of patients with cutaneous melanoma: revisiting the role of primary tumor excision margins. *Ann Surg.* 2011;253:238-243.

3 Malignes melanom: diagnostik, therapie und nachsorge. Arbeitsgemeinschaft der Wissenschaftlichen Medizinischen Fachgesellschaften (AWMF). www.awmf.org/leitlinien/detail/II/032-024OL.html. Accessed June 20, 2013.

4 Kenady DE, Brown BW, McBride CM. Excision of underlying fascia with a primary malignant melanoma: effect on recurrence and survival rates. *Surgery.* 1982;92:615-618.

5 Möhrle M. Micrographic controlled surgery (3D-histology) in cutaneous melanoma. *J Dtsch Dermatol Ges.* 2003:1:869-875.

6 Thomas RM, Amonette RA. Mohs micrographic surgery. Am Fam Physician. 1988;37:135-142.

7 Chang KH, Dufresne R Jr, Cruz A, Rogers GS. The operative management of melanoma: where does Mohs surgery fit in? *Dermatol Surg.* 2011;37:1069-1079.

8 Farshad A, Burg G, Panizzon R, Dummer R. A retrospective study of 150 patients with lentigo maligna and lentigo maligna melanoma and the efficacy of radiotherapy using Grenz or soft X-rays. *Br J Dermatol.* 2002;146:1042-1046.

9 Storper IS, Lee SP, Abemayor E, Juillard G. The role of radiation therapy in the treatment of head and neck cutaneous melanoma. *Am J Otolaryngol.* 1993;14:426-431.

10 Vongtama R, Safa A, Gallardo D, Calcaterra T, Juillard G. Efficacy of radiation therapy in the local control of desmoplastic malignant melanoma. *Head Neck.* 2003;25:423-428.

11 Ellis LZ, Cohen JL, High W, Stewart L. Melanoma in situ treated successfully using imiquimod after nonclearance with surgery: review of the literature. *Dermatol Surg.* 2012;38:937-946.

12 Hauschild A, Gogas H, Tarhini A, et al. Practical guidelines for the management of interferon-α-2b side effects in patients receiving adjuvant treatment for melanoma. *Cancer.* 2008;112:982-994.

13 Mocellin S, Pasquali S, Rossi CR, Nitti D. Interferon alpha adjuvant therapy in patients with high-risk melanoma: a systematic review and meta-analysis. *J Natl Cancer Inst.* 2010;102:493-501.

14 Wheatley K, Ives N, Hancock B, Gore M, Eggermont A, Suciu S. Does adjuvant interferon-α for high-risk melanoma provide a worthwhile benefit? A meta-analysis of the randomised trials. *Cancer Treat Rev.* 2003;29:241-252.

15 Pirard D, Heenen M, Melot C, Vereecken P. Interferon alpha as adjuvant postsurgical treatment of melanoma: a meta-analysis. *Dermatology.* 2004;208:43-48.

16 Eggermont AMM, Suciu S, Santinami M, et al; EORTC Melanoma Group. Adjuvant therapy with pegylated interferon alfa-2b versus observation alone in resected stage III melanoma: final results of EORTC 18991, a randomised phase III trial. *Lancet.* 2008;372:117-126.

17 Eggermont AMM, Suciu S, Testori A, et al. Ulceration and stage are predictive of interferon efficacy in melanoma: results of the phase III adjuvant trials EORTC 18952 and EORTC 18991. *Eur J Cancer.* 2012;48:218-225.

18 Australian Cancer Network Melanoma Guidelines Revision Working Party. Clinical Practice Guidelines for the Management of Melanoma in Australia and New Zealand: Evidence-Based Best Practice Guidelines. Wellington, New Zealand: Cancer Council Australia and Australian Cancer Network and the Sydney and New Zealand Guidelines Group; 2008.

19 National Institute for Health and Clinical Excellence. *Improving Outcomes for People with Skin Tumours including Melanoma: The Manual.* London, UK; 2006.

20 Jradi Z, Eigentler TK, Garbe C. Adjuvante therapie des malignen melanoms. *Arzneimitteltherapie*. 2012;30:46-52.

21 Kirkwood JM, Ibrahim JG, Sondak VK, et al. High- and low-dose interferon alfa-2b in high-risk melanoma: first analysis of intergroup trial E1690/S9111/C9190. *J Clin Oncol*. 2000;18:2444-2458.

22 Loquai C, Schmidtmann I, Beutel M, et al. Quality of life in melanoma patients during adjuvant treatment with pegylated interferon-α2b: patients' and doctors' views. *Eur J Dermatol*. 2011;21:976-984.

23 National Cancer Institute. Protocol Development. CTCAE v4.0 Open Comment Period. ctep. cancer.gov/protocolDevelopment/electronic_applications/ctc.htm. Last update March 20, 2013. Accessed June 20, 2013.

24 Veronesi U, Adamus J, Aubert C, et al. A randomized trial of adjuvant chemotherapy and immunotherapy in cutaneous melanoma. *N Engl J Med*. 1982;307:913-916.

25 Hill GJ 2nd, Moss SE, Golomb FM, et al. DTIC and combination therapy for melanoma: III. DTIC (NSC 45388) Surgical Adjuvant Study COG PROTOCOL 7040. *Cancer*. 1981;47:2556-2562.

26 Loutfi A, Shakr A, Jerry M, Hanley J, Shibata HR. Double blind randomized prospective trial of levamisole/placebo in stage I cutaneous malignant melanoma. *Clin Invest Med*. 1987;10:325-328.

27 Cayabyab MJ, Macovei L, Campos-Neto A. Current and novel approaches to vaccine development against tuberculosis. *Front Cell Infect Microbiol*. 2012;2:154.

28 Agarwala SS, Neuberg D, Park Y, Kirkwood JM. Mature results of a phase III randomized trial of bacillus Calmette-Guerin (BCG) versus observation and BCG plus dacarbazine versus BCG in the adjuvant therapy of American Joint Committee on Cancer Stage I-III melanoma (E1673): a trial of the Eastern Cooperative Oncology Group. *Cancer*. 2004;100:1692-1698.

29 Kleeberg UR, Suciu S, Bröcker EB, et al; EORTC Melanoma Group in cooperation with the German Cancer Society (DKG). Final results of the EORTC 18871/DKG 80-1 randomised phase III trial. rIFN-α2b versus rIFN-γ versus ISCADOR M® versus observation after surgery in melanoma patients with either high-risk primary (thickness >3 mm) or regional lymph node metastasis. *Eur J Cancer*. 2004;40:390-402.

30 Lens MB, Dawes M, Goodacre T, Newton-Bishop JA. Elective lymph node dissection in patients with melanoma: systematic review and meta-analysis of randomized controlled trials. *Arch Surg*. 2002;137:458-461.

31 Koops HS, Vaglini M, Suciu S, et al. Prophylactic isolated limb perfusion for localized, high-risk limb melanoma: results of a multicenter randomized phase III trial. European Organization for Research and Treatment of Cancer Malignant Melanoma Cooperative Group Protocol 18832, the World Health Organization Melanoma Program Trial 15, and the North American Perfusion Group Southwest Oncology Group-8593. *J Clin Oncol*. 1998;16:2906-2912.

32 Meier F, Will S, Ellwanger U, et al. Metastatic pathways and time courses in the orderly progression of cutaneous melanoma. *Br J Dermatol*. 2002;147:62-70.

33 Morton DL, Wanek L, Nizze JA, Elashoff RM, Wong JH. Improved long-term survival after lymphadenectomy of melanoma metastatic to regional nodes. Analysis of prognostic factors in 1134 patients from the John Wayne Cancer Clinic. *Ann Surg*. 1991;214:491-501.

34 van der Ploeg AP, van Akkooi AC, Rutkowski P, et al; European Organization for Research and Treatment of Cancer Melanoma Group. Prognosis in patients with sentinel node-positive melanoma without immediate completion lymph node dissection. *Br J Surg*. 2012;99:1396-1405.

35 Davis PG, Serpell JW, Kelly JW, Paul E. Axillary lymph node dissection for malignant melanoma. *ANZ J Surg*. 2011;81:462-466.

36 Ul-Mulk J, Hölmich LR. Lymph node dissection in patients with malignant melanoma is associated with high risk of morbidity. *Dan Med J*. 2012;59:A4441.

37 Starritt EC, Joseph D, McKinnon JG, Lo SK, de Wilt JHW, Thompson JF. Lymphedema after complete axillary node dissection for melanoma: assessment using a new, objective definition. *Ann Surg*. 2004;240:866-874.

38 Balch CM, Gershenwald JE, Soong S-J, et al. Final version of 2009 AJCC melanoma staging and classification. *J Clin Oncol*. 2009;27:6199-6206.

39 van Akkooi AC, et al. Expert opinion in melanoma: the sentinel node; EORTC Melanoma Group recommendations on practical methodology of the measurement of the microanatomic location of metastases and metastatic tumour burden. *Eur J Cancer*. 2009;45:2736-2742.

40 van der Ploeg IM, Kroon BBR, Antonini N, Valdés Olmos RA, Nieweg OE. Comparison of three micromorphometric pathology classifications of melanoma metastases in the sentinel node. *Ann Surg*. 2009;250:301-304.

41 Meier A, Satzger I, Völker B, Kapp A, Gutzmer R. Comparison of classification systems in melanoma sentinel lymph nodes—an analysis of 697 patients from a single center. *Cancer*. 2010;116:3178-3188.

42 Agrawal S, Kane JM III, Guadagnolo BA, Kraybill WG, Ballo MT. The benefits of adjuvant radiation therapy after therapeutic lymphadenectomy for clinically advanced, high-risk, lymph node-metastatic melanoma. *Cancer*. 2009;115:5836-5844.

43 Gojkovič-Horvat A, Jančer B, Blas M, et al. Adjuvant radiotherapy for palpable melanoma metastases to the groin: when to irradiate? *Int J Radiation Oncol Biol Phys*. 2011;83:310-316.

44 Strojan P, Jančer B, Čemažar M, Perme MP, Hočevar M. Melanoma metastases to the neck nodes: role of adjuvant irradiation. *Int J Radiation Oncol Biol Phys*. 2010;77:1039-1045.

45 Négrier S, Saiag P, Guillot B, et al; National Federation of Cancer Campaign Centers; French Dermatology Society. Guidelines for clinical practice: standards, options and recommendations 2005 for the management of adult patients exhibiting an M0 cutaneous melanoma, full report. National Federation of Cancer Campaign Centers. French Dermatology Society. Update of the 1995 Consensus Conference and the 1998 Standards, Options, and Recommendations. *Ann Dermatol Venereol*. 2005;132:10S3-10S85.

46 Radny P, Caroli UM, Bauer J, et al. Phase II trial of intralesional therapy with interleukin-2 in soft-tissue melanoma metastases. *Br J Cancer*. 2003;89:1620-1626.

47 Weide B, Eigentler TK, Pflugfelder A, et al. Survival after intratumoral interleukin-2 treatment of 72 melanoma patients and response upon the first chemotherapy during follow-up. *Cancer Immunol Immunother*. 2011;60:487-493.

48 Strobbe LJ, Hart AA, Rümke P, Israels SP, Nieweg OE, Kroon BB. Topical dinitrochlorobenzene combined with systemic dacarbazine in the treatment of recurrent melanoma. *Melanoma Res*. 1997;7:507-512.

49 Terheyden P, Kortüm A-K, Schulze H-J, et al. Chemoimmunotherapy for cutaneous melanoma with dacarbazine and epifocal contact sensitizers: results of a nationwide survey of the German Dermatologic Co-operative Oncology Group. *J Cancer Res Clin Oncol*. 2007;133:437-444.

50 Von Wussow P, Block B, Hartmann F, Deicher H. Intralesional interferon-alpha therapy in advanced malignant melanoma. *Cancer*. 1988;61:1071-1074.

51 Fierlbeck G, d'Hoedt B, Stroebel W, Stutte H, Bogenschütz O, Rassner G. Intralesional therapy of melanoma metastases with recombinant interferon-beta. *Hautarzt*. 1992;43:16-21.

52 Tan JK, Ho VC. Pooled analysis of the efficacy of bacille Calmette-Guerin (BCG) immunotherapy in malignant melanoma. *J Dermatol Surg Oncol*. 1993;19:985-990.

53 Wolf IH, Richtig E, Kopera D, Kerl H. Locoregional cutaneous metastases of malignant melanoma and their management. *Dermatol Surg*. 2004;30:244-247.

54 Sersa G, Štabuc B, Čemažar M, Miklavčič D, Rudolf Z. Electrochemotherapy with cisplatin: clinical experience in malignant melanoma patients. *Clin Cancer Res*. 2000;6:863-867.

55 Gaudy C, Richard MA, Folchetti G, Bonerandi JJ, Grob JJ. Randomized controlled study of electrochemotherapy in the local treatment of skin metastases of melanoma. *J Cutan Med Surgery*. 2006;10:115-121.

56 Cornett WR, McCall LM, Petersen RP, et al. Randomized multicenter trial of hyperthermic isolated limb perfusion with melphalan alone compared with melphalan plus tumor necrosis factor: American College of Surgeons Oncology Group Trial Z0020. *J Clin Oncol*. 2006;24:4196-4201.

57 Ashton KS. Nursing care of patients undergoing isolated limb procedures for recurrent melanoma of the extremity. *J Perianesth Nurs*. 2012;27:94-109.

58 Moreno-Ramirez D, de la Cruz-Merino L, Ferrandiz L, Villegas-Portero R, Nieto-Garcia A. Isolated limb perfusion for malignant melanoma: systematic review on effectiveness and safety. *Oncologist*. 2010;15:416-427.

59 Noorda EM, Takkenberg B, Vrouenraets BC, et al. Isolated limb perfusion prolongs the limb recurrence-free interval after several episodes of excisional surgery for locoregional recurrent melanoma. *Ann Surg Oncol*. 2004;11:491-499.

60 Raymond AK, Beasley GM, Broadwater G, et al. Current trends in regional therapy for melanoma: lessons learned from 225 regional chemotherapy treatments between 1995 and 2010 at a single institution. *J Am Coll Surg*. 2011;213:306-316.

61 Gimbel MI, Delman KA, Zager JS. Therapy for unresectable recurrent and in-transit extremity melanoma. *Cancer Control*. 2008;15:225-232.

62 Overgaard J, Gonzalez Gonzalez D, Hulshof MCCH, et al. Hyperthermia as an adjuvant to radiation therapy of recurrent or metastatic malignant melanoma. A multicentre randomized trial by the European Society for Hyperthermic Oncology. 1996. *Int J Hypertherm*. 2009;25:323-334.

63 Seegenschmiedt MH, Keilholz L, Altendorf-Hofmann A, et al. Palliative radiotherapy for recurrent and metastatic malignant melanoma: prognostic factors for tumor response and long-term outcome: a 20-year experience. *Int J Radiation Oncol Biol Phys*. 1999;44:607-618.

第五章 转移性和不可切除转移性病变的治疗

对于远处转移（Ⅳ期）患者应多学科定期会诊并与所有相关的临床科室进行讨论（例如肿瘤内科、肿瘤外科、影像科、放疗科和病理科）。根据患者的病史和近期影像学结果决定最终的治疗方案。必要时请相关科室专家及外科参与病例讨论。该疾病的病理复习检查和BRAF基因的分子变异检测是必需的，且应在ⅢB期即开始进行。如果分析BRAF基因突变是阴性，那么肿瘤N-RAS基因突变分析需纳入临床研究。黏膜部位及肢端部位的黑色素瘤应该行c-KIT突变测试，这些部位的黑色素瘤可发现c-KIT突变。对转移性黑色素瘤患者的分期需常规每6～12周进行重复，评价指标包括症状、体征、影像学及所选择的治疗方式。如果远处转移可整块切除，手术风险较低，应首选手术治疗。

转移病灶的外科治疗

如果所有的远处转移灶可以切除且可以安全达到没有病变残留（R0切除），外科手术是治疗的一个选择。虽然转移性黑色素瘤的药物治疗已经取得了一定的进展，但是晚期黑色素瘤仍是一种无法治愈的疾病，手术是治疗晚期黑色素瘤的备选方案之一。

如果可以避免术后功能障碍，那么可以考虑进行远处转移灶的外科手术治疗。由MRI、PET/CT及CT等证实的单器官受累[1,2]、转移数量少和长期的无进展生存是预后良好的指标，这或许有助于决定是否进行手术治疗[1-3]。首发转移部位是另一个预后因素，远处转移的系统性统计分析表明，皮肤及皮下移行转移的患者比肺或内脏转移的患者预后好[3,4]。

肿瘤生物学和生长动力学通常是最突出的影响预后的因素，患者确定为转移并交代病情后，等待—观察的治疗模式是可以考虑的。系统性治疗后的第一阶段再分期，可以明确Ⅳ期患者初诊后的局限性肿瘤播散是否是肿瘤快速播散的开始。以作者自己的经验，脏器转移患者如果决定手术治疗，术前对不确定肿瘤动力学的患者则6～12周后应重新进行分级，以评估肿瘤生长方式及扩散速度。

目前尚没有黑色素瘤远处转移外科手术切除治疗的随机研究。2007年Morton等在美国肿瘤学年会上公布了一组前瞻性研究数据，提出部分Ⅳ期黑色素瘤患者予以远处转移手术治疗干预后可实现"无病生存"状态。这批精心挑选的患者获得了约40%的5年生存率[5]。关于不同转移器官的单发转移瘤（如肺[1,3]、皮肤[3]、骨[3]、内脏器官，包括肝、肠[3,6-8]和肾上腺[9]）切除的一些回顾性研究结果表明：总体说来，接受局部根治手术切除治疗的患者比接受不完整切除及甚至不能手术治疗的患者有更佳的生存率。

姑息手术被公认为可以减轻肿瘤负荷，缓解症状。不可治愈的远处转移灶[7]可引起各种症状：如出血、贫血、疼痛、肢体乏力及转移瘤压迫脊髓引起的感觉及肌力异常。腹部转移灶可能会导致肠梗阻、感染性休克、贫血甚至危及生命[10]。回顾研究表明，绝大部分远处转移患者如能行手术治疗，症状都能得到一定程度的缓解。

脑转移的外科治疗

脑转移（图5.1）是远处转移黑色素瘤患者死亡的最主要原因，治疗困难，可产生各种不同的症状[11]。

如果不伴颅外转移、单发脑转移瘤且患者的一般情况好，可推荐行外科手术治疗[12-15]。由脑转移引起的急性症状包括恶心、呕吐、头痛、急性出血、脑器质性综合征、癫痫发作和面部神经麻痹等应进行多学科会诊讨论决定是否行神经外科手术。针对颅内压升高的脑转移患者，无论是否行开颅手术减压控制症状，均应考虑患者的预后，患者可能从这些手术中获得症状的显著缓解[15]。

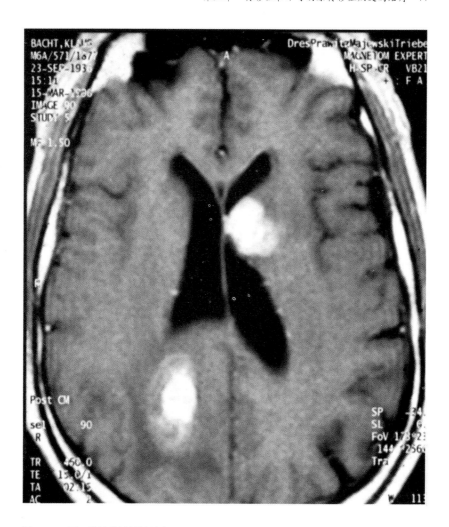

图5.1　MR显示脑转移灶压缩脑室。

放疗也是脑转移瘤的治疗选择之一，将在接下来的章节中阐述。

> **要点**
>
> 如果单发转移瘤具备手术适应证，推荐行R0切除术。通过了解肿瘤动力学，包括转移灶的数量及分布等，有助于我们辨别最能从手术中获益的患者。
>
> 任何姑息治疗的情况下，外科手术干预的目的都是为了缓解症状和提高患者的生活质量。

远处转移病灶的放疗

因肿瘤转移数目、肿瘤大小及部位而不能手术的转移瘤，放疗的主要目标在于提高生活质量、缓解症状、避免疼痛，并在对总体生存率没有影响的情况下提高肿瘤局部控制[16,17]。当前，关于放疗在Ⅳ期黑色素瘤（远处转移）中的适应证并无异议，虽然关于这个问题的随机多中心研究未见报道，但是现有数据并不支持20世纪30年代首次提出的黑色素瘤对放疗不敏感的说法。

目前，关于放疗的回顾性研究主要集中在软组织转移瘤（皮肤、皮下组织和淋巴结）[18]和其他部位的远处转移（如肺、肝脏[17,19]以及骨转移[20]）上。30～40Gy[17-19]累积剂量的放疗即可取得高敏感率（局部和完全缓解率高达40%～97%）和良好的姑息治疗效果。放疗反应率主要取决于转移瘤的大小，随瘤体增大放疗抵抗增大[18,21]。立体定向放疗可以部分应用于转移性黑色素瘤引起的脊髓受压，有文献报道放疗后症状缓解率可达85%[20]。骨转移所造成的疼痛和（或）有骨折相关风险的患者中，姑息性放疗可缓解70%患者的疼痛[22-24]。但是不建议对无症状的转移灶和不稳定的转移灶进行放疗。

> **要点**
>
> 回顾性研究表明，远处转移灶的放疗应考虑以实现肿瘤局部控制和（或）缓解为目的。放疗有效率与肿瘤体积成反比。

脑转移瘤的放射治疗

脑转移患者可行放疗，可选用立体定向放疗或常规的全颅放疗[14]。相比于全颅放疗，立体定向放疗可针对转移部位进行精确放疗。

局部脑转移瘤应进行立体定向放疗以提高肿瘤局部控制率，从而延长生存期[13, 14]。由Eigentler等统计的大样本分析结果建议，只有孤立或者单发脑转移的患者放疗才有积极效果，结果表明立体定向放疗对于局部治疗单发脑转移能显著延长中位生存期（9个月：6个月），这意味着立体定向放疗或手术（完整切除）比全颅放疗和（或）化疗更优。当患者脑转移灶超过3处，立体定向放疗和全颅放疗的统计学差异减小，该研究仍在继续分析后续数据[13]。如果有伴随症状的脑转移患者，预期生存超过3个月且能耐受放疗[11, 12, 14]，可进行姑息性全颅放疗以缓解症状。

对于转移瘤的立体定向放疗或者全颅放疗的详细精确剂量建议目前尚不统一。在开颅手术后进行全颅放疗不能显著提高患者的生存率[14, 15]。

> **要点**
>
> 回顾性研究表明，如果出现脑转移，有两种治疗方案可供选择：立体定向放疗（单发脑转移，无颅外转移病灶）或全颅放疗（多处脑转移）。迄今为止，还没有研究直接对比手术和立体定向放疗的效果。因此，尚没有明确的转移瘤最佳局部治疗方法推荐。

放射治疗：分割放疗

姑息性治疗要始终考虑患者个体的需求，降低副反应，并减少治疗时间。2013年德国黑色素瘤指南建议：由于分割放疗与单剂量（大于3Gy）放疗对于肿瘤局部控制显示的效果相一致[16, 25, 26]，对于预后相对较好及预期生存时间1年以上的患者应以较低剂量（1.8～2.0Gy分割）进行放疗，以避免长期放疗引起的副作用（例如，萎缩、色素沉着、脱发、毛细血管扩张和溃疡等）[12]。

> **要点**
>
> 分割大小不会影响放疗的效果，所以可以行较低单次剂量分割放疗，以避免长期放疗的副作用，但放疗累积剂量应达到30Gy。

特别区域的转移瘤治疗

骨转移可造成多种骨相关事件：持续性或间歇性疼痛、骨折、脊髓压迫症和高钙血症等。而且骨转移可降低生活质量并增高死亡率[27]。一旦发现骨转移即应开始治疗。骨转移患者的推荐药物治疗见表5.1[12]。口服和静脉注射双磷酸盐（如伊班磷酸钠、帕米磷酸钠、利塞磷酸钠和唑来磷酸）均有一定疗效[12]。

如果需要快速起效，推荐静脉给药。地诺单抗是另一种药物治疗选择，它不属于双磷酸盐家族，他们的作用机制也不相同，它是一种与RANKL（受体活化的NF-Kappa-B配体）有高亲和力的单克隆抗体。

表5.1　骨转移的推荐药物治疗

药　物	剂　量	给药方案
地诺单抗	120mg	皮下注射，每4周
帕米磷酸	90mg	静脉注射，给药时间：最短2h，每3～4周
唑来磷酸	4mg	静脉注射，给药时间：15min，每3～4周
伊班磷酸钠	6mg	静脉注射，给药时间：15min，每3～4周
伊班磷酸钠	50mg	口服，每日

参见本章参考文献12。

对于肌酐清除率大于60mL/min的患者，无剂量调整、注射时间和治疗间隔的要求。肌酐清除率低于30mL/min或依赖透析的患者，建议定期监测血钙水平，以防低钙血症。建议治疗过程中每天至少补充500mg钙和400IU维生素D，高钙血症[12, 28]患者除外。这种疾病的个体治疗应持续尽可能长的时间。

颌骨坏死是一种罕见的（小于2%）不良反应，可能会严重影响骨保护剂的应用。所有患者在接受双磷酸盐类药物或地诺单抗治疗之初都应接受口腔科或外科检查。治疗前清洁口腔可以减少颌骨坏死事件发生率。清洁口腔很重要，在二磷酸盐或地诺单抗治疗期间，应避免颌骨或牙科手术。如必须手术治疗，围术期应长期应用抗生素治疗[12, 28]。

> **要点**
>
> 骨转移患者应接受双磷酸盐或RANKL抑制剂地诺单抗治疗。由于双磷酸盐和地诺单抗有引起下颌骨坏死的风险，应在药物治疗之前进行牙科或颌面外科检查。治疗前和治疗过程中监测血钙水平和肌酐清除率也是必要的。

肝转移的局部治疗

在所有内脏转移的患者中，肝转移占40%（图5.2）。眶部黑色素瘤患者肝转移的发生率比皮肤黑色素瘤高，这与眶部缺乏淋巴通道有关。除了手术（外科切除需完整切除转移灶达到R0标准[8, 29]）以外，各种局部治疗措施均可应用于转移瘤的治疗（表5.2）[12, 30-41]。但必须指出的是还没有确切的数据能表明这些治疗方案可以改善总体生存率，目前仅有少数回顾性分析和小样本队列研究证实对肝转移瘤的治疗有效。对于局部进展期的肝转移瘤，既往黑色素瘤全身治疗有效的药物已经耐药[30]。不同方式的局部治疗反应率（部分和完全有效）相差不多：使用肝动脉灌注化疗的反应率为16%～38%[31-33]，使用隔离肝脏灌注的反应率为37%～70%[34-37]。

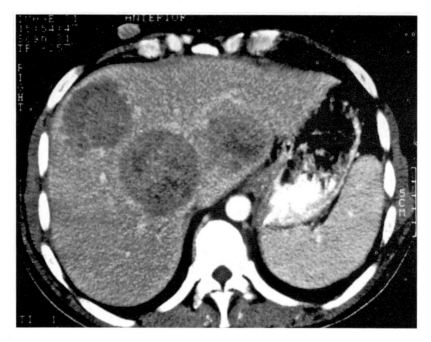

图5.2　MR显示肝转移。

　　肝转移病灶约80%的血供来自于肝动脉，而肝实质主要由门静脉系统灌注[30,31]。肝内化疗、肝脏栓塞和选择性内部放疗正是利用这种双重血供的优势，隔离正常肝组织，并尽量减少全身毒性[30,31]。相较于肝脏介入治疗，切开手术并无显著优势，故可以使用股动脉导管介入治疗来替代手术[31]。

　　要点

　　小样本研究证实：消融、灌注和栓塞治疗有一定的临床效果，可以考虑应用于不能手术治疗的患者。但是皮肤黑色素瘤肝转移比较罕见，故数据有一定的局限性，尚未发现可提高整体生存率。目前在研制的一些新药（例如，BRAF抑制剂、伊匹单抗）已证实可提高患者总体生存率，肝转移患者可考虑用此类药物进行全身治疗。

表5.2 肝转移的局部治疗方法

治疗方案	说 明
射频消融	射频消融术是利用热消融使肿瘤细胞坏死，射频电极可以通过开腹或腹腔镜手术放置，也可在CT、MRI或超声引导下经皮放置[38,39]。其他治疗方法作用相似，如使用激光、微波或超声刀[12]
隔离肝灌注	开腹后应用双导管暂时阻断隔离肝脏血供，因此大剂量化疗药物仅在肝脏循环。灌注药物主要选择美法兰（±TNF-α）[34-37]
肝动脉插管化疗	高浓度化疗药物直接通过插管进入肝脏。插管化疗药物主要选择福莫司汀、顺铂[32,33]或联合用药[40]
肝动脉介入化疗栓塞（动脉化疗栓塞）	该方法是一种动脉灌注化疗，联合大剂量局部化疗及肿瘤栓塞坏死[30,31]。抑制细胞活性的化疗药（如顺铂[30,31]）直接通过供瘤血管给药到转移灶，接着用栓塞剂（如聚乙烯醇海醇[31]或碘油[41]）通过导管栓塞血管。肿瘤的血管被阻断，加上栓塞组织中化疗药物的毒性滞留可导致转移灶坏死[41]
放疗栓塞/选择性组织内放疗	通过肝动脉注入微小的放射性粒子，这些粒子体积微小，在注入后堵塞肿瘤附近的血管，释放辐射，破坏转移灶，作用时间约14天[30]

CT，计算机断层扫描；MRI，核磁共振成像；TNF-α，肿瘤坏死因子alpha。参见本章参考文献12、30～41。

系统治疗

个体之间有较大差异[42]。转移的Ⅳ期黑色素瘤患者中位生存时间估计为8个月（±2个月），多学科会诊讨论是治疗晚期患者的基础。如果能获得R0完整切除，手术仍是治疗转移病灶的公认首选治疗方案。如手术困难，而且本章所提供的其他治疗方案也不适合，需考虑综合治疗。

化疗

转移灶切除术后的辅助化疗

Ⅳ期肿瘤患者的R0切除术后的辅助化疗没有可供参考的数据。应考虑到招募患者进行临床试验，并建议对患者的临床资料及影像学进行定期随访复查。

> **要点**
> 转移灶完全切除术后不推荐辅助化疗，因为没有足够的临床数据来支持这项措施。

单药化疗

针对Ⅳ期患者单药化疗的临床试验（没有安慰剂对照组）已经开展过许多，如达卡巴嗪、替莫唑胺、卡铂、顺铂、紫杉醇、长春地辛（VDS）和福莫司汀[12,43,44]。总的来说，没有哪种化疗单药能显著延长患者生存时间。达卡巴嗪是临床试验中应用最广泛的单药，也因此被认为是治疗转移性恶性黑色素瘤患者的参考用药（表5.3）[12]。最近的Ⅲ期临床试验显示达卡巴嗪在5%～12%的患者中显示出药物的客观反应，1年生存率接近35%[43,44]。替莫唑胺是一种口服的烷化剂，和达卡巴嗪类似，都通过活性代谢产物发挥药效，并且药物的毒副作用也在患者可接受的范围。临床试验中，替莫唑胺和达卡巴嗪获得了相同的生存率和反应率[43,44]。达卡巴嗪和替莫唑胺常见的副作用有轻度的疲劳、恶心、呕吐及贫血、血小板减少和淋巴细胞缺乏等[43-45]。

> **要点**
> 目前并没有一种经过临床试验证明相对有效的化疗药物。达卡巴嗪是目前比较认可的系统治疗方案中的一种单药，针对没有基因突变（BRAF、NRAS和c-KIT）的Ⅳ期恶性黑色素瘤患者或有疗效。

表5.3 转移性恶性黑色素瘤的单药化疗概览

药 物	剂 量	给药频率
氮烯咪胺	$800\sim1200mg/m^2$，静脉注射	1d，每3～4周
	$250mg/m^2$，静脉注射	1～5d，每3～4周
替莫唑胺	$150\sim200mg/m^2$，口服	1～5d，每4周
福莫司汀	$100mg/m^2$，静脉注射	1、8和15d，停5周，接下来每3周应用1次

联合化疗

多个随机试验研究的系统性回顾分析发现，与单药达卡巴嗪相比，没有一个研究结果支持多药联合化疗在总体生存方面获益。所有的联合化疗在临床反应率方面都显示优于达卡巴嗪单药治疗，但药物的毒性作用也明显增高[46]。基于此，不推荐联合化疗作为标准的一线化疗方案。

然而，一些肿瘤负荷较大的患者，存在转移或肿瘤动力学显示生长迅速，或之前全身化疗后疾病进展的情况时，联合化疗方案可以作为选择之一。在这种情况下，应优先考虑暂时稳定病情，遏制疾病的进展，且部分患者采用联合化疗后症状缓解比较满意。

目前，卡铂联合紫杉醇是一个广泛使用的联合治疗方案，因其在随机对照试验中取得了4个月的无进展生存获益[47]。除化疗过程中的脱发之外，患者常有疲劳、神经过度紧张，甚至骨髓毒性，危及生命的超敏反应也有可能发生[48]。

要点

联合化疗可提高临床反应率，但与达卡巴嗪单药相比毒性显著增加，在总生存方面没有获益。

免疫治疗

如第一章所述，T细胞在抗肿瘤免疫中发挥巨大作用。伊匹单抗在放大T细胞的活性及增殖、自身免疫能力及抗肿瘤免疫方面是一种新的策略。CTLA-4是T细胞活性的负性调节因子，因此抑制了免疫反应。作为人源化的IgG1单抗，伊匹单抗阻断位于细胞毒T细胞上的CTLA-4受体[12]；伊匹单抗与CTLA-4受体的阻断性结合，抑制了由CTLA-4受体介导的免疫抑制效应（图5.3）[49,50]。

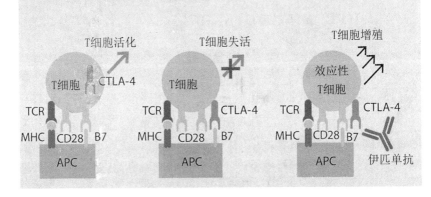

T细胞表面的CD28与APC表面的B₇分子结合而启动T细胞活化。

表达于T细胞表面的CTLA-4可与CD28竞争结合B₇分子，从而导致T细胞抑制。

用伊匹单抗抑制CTLA-4可促进T细胞增殖。

图5.3　T细胞活化和伊匹单抗作用机制。APC，抗原递呈细胞。CTLA-4，细胞毒性T淋巴细胞抗原-4。MHC，主要组织相容性抗原。TCR T细胞受体。摘自[50]Tarhini等。（见彩插）

有两个研究显示，伊匹单抗与糖蛋白-100多肽疫苗（10个月：6.4个月）及达卡巴嗪单药（11.2个月：9.1个月）相比显著延长了患者的总生存期[51,52]。但这些患者经常出现严重的副反应（3～4级）[51,52]。伊匹单抗引起严重的免疫相关副作用（因T细胞活化的增殖），需要对接受该治疗的患者进行相应的指导[49,51,52]。该药副作用可能涉及所有的器官（常见副作用在表5.4中已列出）[53,54]。

伊匹单抗已被FDA批准作为一线及二线治疗用药，而被EMA仅批准作为二线用药。

伊匹单抗产生的抗肿瘤反应要滞后治疗几周或几个月，因此对肿瘤疗效的评价应该在4周期（12周）后进行。针对确诊为晚期的患者，全身的疗效评价十分必要。然而，活化的淋巴细胞的淤滞可能模糊伊匹单抗潜在临床的获益。在美国和丹麦，大剂量IL-2治疗均获得批准，这是基于Ⅱ期临床研究的结果：大剂量的IL-2，可使小部分患者的临床症状得到持续性完全缓解，但对总生存却无明显改善[55]。目前尚未开展关于大剂量IL-2治疗的Ⅲ期验证性试验。给予患者2周期大剂量IL-2治疗，预计可刺激免疫系统抗肿瘤反应（表5.5）。治疗后4周评价疗效。若肿瘤缩小，可继续使用大剂量IL-2治疗[56]。大剂量IL-2主要的毒副作用包括发热、寒战、低血压、毛细血管通透性增加、心律失常、少尿、容量负荷过重、谵妄和皮疹。由于多器官并发症的潜在危险，这种治疗仅限于年轻的体能佳且器官功能良好的患者[56]。在欧盟及其他地方（除美国和丹麦），这种治疗方法并不常用，主要是因为IL-2的毒副作用严重，且缺少Ⅲ期临床试验数据的支持。

可注射的溶瘤细胞免疫疗法（T-VEC）是由单纯疱疹病毒亚型1衍生而来的一种新型溶瘤病毒免疫疗法，针对区域或远处转移的可切除的黑色素瘤目前正在进行Ⅲ期临床试验。2013年美国临床肿瘤学会年会上公布该试验的结果，Ⅲ期OPTiM研究纳入了436例Ⅲ/Ⅳ期黑色素瘤患者，随机分组分别接受T-VEC 或重组GM-CSF治疗。T-VEC治疗组患者的持续缓解率为16%，而GM-CSF仅为2%。两组的客观缓解率分别为26%和6%。而药物的严重不良反应发生率则分别为26%和13%。T-VEC组中最常见的不良反应包括疲劳、寒战和发热[58,59]。

要点

伊匹单抗多用于治疗不可手术治疗的（Ⅲ/Ⅳ期）预计生存时间在6个月以上转移性恶性黑色素瘤患者。IL-2因其高毒性和缺少Ⅲ期临床试验结果的支持，除美国和丹麦之外，其他国家并不作为恶性黑色素瘤的一线用药。

表5.4 伊匹单抗的部分不良反应

常见不良反应	任何等级（%）	3～5级（%）
疲劳	31～41	3～7
皮疹	8～29	0～2
瘙痒	11～31	<1
腹泻	20～37	1～5
肠炎	2～8	0～5

其他的副作用包括肝（肝脓肿1%～2%），内分泌（下垂体炎、1%～4%）、肾上腺功能不全（≤1%）及神经方面的问题（1%～2%）. 参见本章参考文献54。

表5.5 皮肤黑色素瘤目前的免疫治疗概述

治疗方案	剂 量	给药频率
伊匹单抗	3mg/kg；IV 超过90分钟	每3周（4个周期）
大剂量IL-2	600 000～720 000IU/kg；IV（丸剂）	1～5d和15～19d（1+2周期）每8小时。最大剂量：28倍，每两个周期的剂量

IL-2，白介素-Ⅱ；IV，静脉注射。参见本章参考文献56。

生物化学治疗

化疗（单药或联合化疗）联合干扰素-α和（或）IL-2（所谓的生物化疗）的治疗并没有明显改善转移性疾病患者的总生存。正如加拿大治疗指南中强调的一样，现有的研究结果对于临床获益（客观反应率、疾病进展时间和生存率）的结论并不一致[58]。总体而言，生物化疗方案比单纯化疗毒性更高，发热、寒战、恶心和呕吐等是最常见的3～4级毒性反应[58,59]。

> **要点**
>
> 生物化学治疗因其高毒性，并不被推荐。

靶向治疗

常见靶向信号通路和靶向治疗见图5.4[60]。

BRAF 靶向治疗

BRAF是Raf家族丝氨酸/苏氨酸蛋白激酶的成员。BRAF-MEK-ERK信号通路负责正常细胞生长和分化，BRAF是该信号级联通路中MEK的主要激动剂。黑色素瘤细胞中BRAF的突变率为40%～60%。在这些突变中90%是单个氨基酸置换（BRAF V600E），而其他的BRAF抑制剂敏感性突变如BRAF V600K则不常见。该基因突变导致BRAF-MEK-ERK信号转导通路的组成性活化，该信号转导通路与肿瘤发生和疾病进展相关（见第一章）。

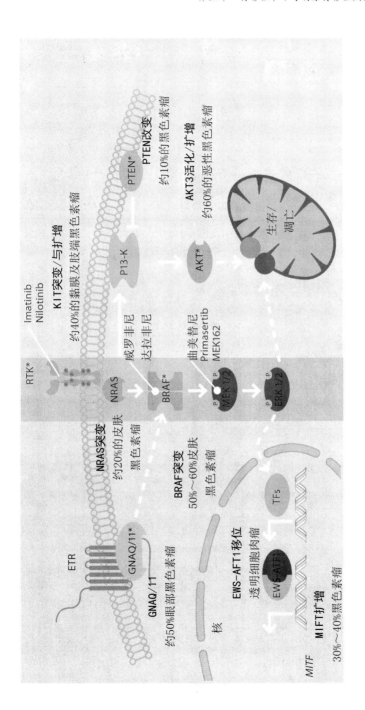

图5.4　常用的可作为靶点的信号通路及恶性黑色素瘤的靶向治疗。摘自Ji等[64]。（见彩插）

关于BRAF的靶向抑制剂与达卡巴嗪对比治疗转移性黑色素瘤的两个III期临床试验的结果，极大地促进了BRAF分子靶向药物威罗非尼（Venwrafenib）和达拉非尼（Dabrafenib）的发展。

其中一个临床III期试验，募集的患者为未经治疗的临床IIIC或IV期且携带BRAF V600E突变的恶性黑色素瘤患者，随机分组分别接受BRAF激酶抑制剂威罗非尼或者达卡巴嗪的治疗[62]。威罗非尼组的客观缓解率为48%，无进展生存期约为6个月。此外，该组患者的中位生存期与达卡巴嗪组相比有明显改善（13.2个月：9.6个月）。

另一个重要的III期试验是探讨BRAF靶向药达拉非尼与达卡巴嗪治疗初期的BRAF V600E突变的晚期恶性黑色素瘤患者，试验结果显示达拉非尼与威罗非尼的临床获益相似[63]。达拉非尼确定的客观缓解率为50%，中位无病生存期与威罗非尼组持平。

因患者的抗药性，BRAF靶向药物对恶性黑色素瘤患者的客观缓解时间仅为5~7个月，无病进展期超过12个月的比率也仅为9%[64]。

威罗非尼的推荐剂量为960mg，一日2次。不建议低于推荐剂量50%的使用方法。达拉非尼于2013年5月在美国被批准使用，预计2013年后会获得欧盟的批准，推荐剂量是150mg，每天两次，大约间隔12小时，停药指征是病情进展或严重的毒副作用出现。在肿瘤低负荷或肿瘤生长缓慢/低动力的情况下，伊匹单抗（或化疗）应被视为治疗恶性黑色素瘤（包括BRAF突变）的一线用药。BRAF野生型黑色素瘤是BRAF靶向药的禁忌证（即无BRAF V600突变）。

BRAF靶向药物最常见（≥30%）的副作用包括关节痛、皮疹、脱发、疲乏、光敏、恶心、皮肤瘙痒、乳头状瘤和鳞状细胞癌（最常见的角化棘皮瘤型）[65,66]。患者在靶向药治疗前后均需进行心电图，因药物可能导致QT间期的延长。

> **要点**
>
> 　　晚期（Ⅲ/Ⅳ期）恶性黑色素瘤患者，存在BRAF基因突变时，应首选BRAF靶向药治疗。临床试验证明，与常规化疗药达卡巴嗪相比，BRAF靶向药的客观缓解率和总体生存率均有明显提高。

c-KIT 靶向治疗

　　c-KIT是干细胞因子的受体酪氨酸激酶。c-Kit受体的激活能引起下游多条信号通路的活化，其中包括BRAF-MEK-ERK和PI3-激酶途径下游信号（图5.4）。

　　临床Ⅱ期研究结果表明，c-KIT激酶靶向药作用于有c-KIT抑制剂敏感性基因突变的黑色素瘤患者时有益[67,68]。如伊马替尼治疗黑色素瘤的无病进展期约为4个月。当患者的外显子11、13发生突变时，应用伊马替尼（400~800mg/d）的治疗效果最佳。然而，c-KIT的突变是很少发生的，大多发生在肢端或黏膜恶性黑色素瘤患者中[67]。c-KIT靶向药物最常见的副作用是水肿、乏力、腹泻、食欲缺乏、恶心、中性粒细胞减少和肝酶增高。一般情况下，这些副作用通常是轻度或中度。其他的c-KIT靶向药，如尼洛替尼，目前正在进行临床试验中。

> **要点**
>
> 　　c-KIT基因突变患者应首先c-KIT激酶靶向药治疗。

脑转移病灶的靶向治疗

　　原则上，治疗脑转移的方案和治疗其他器官脏器转移的方案是一样的（图5.5和5.6）。因血脑屏障结构的不完整性，应用可通过血脑屏障的抗癌药物不一定是治疗发生脑转移肿瘤的最佳选择。

　　目前，对治疗脑转移瘤患者的临床研究是有限的，如大多数对于皮肤黑色素瘤的临床试验会把发生脑转移的患者排除在纳入范围之外，因为这些患者的预期生存期极低（约5个月）[69]。然而，现有的临

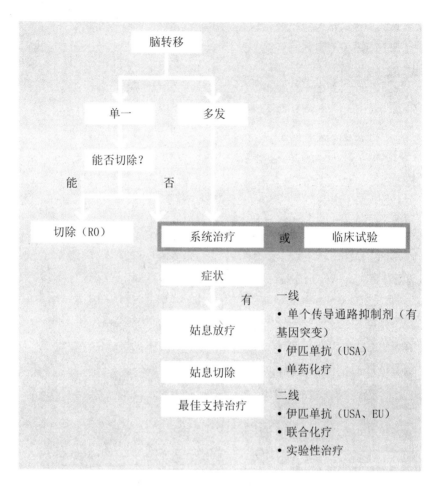

图5.5 远处转移的治疗原则。

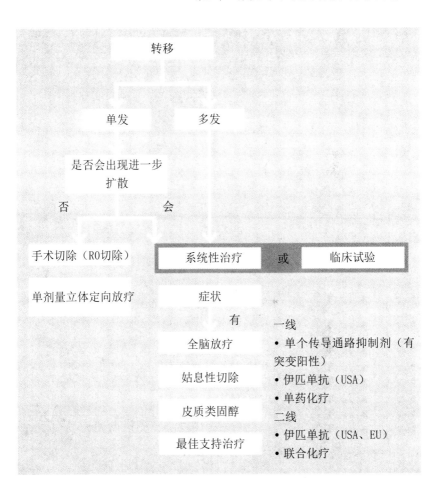

图5.6 脑转移的治疗原则。

床试验结果并没有显示出任何的化疗药物在治疗脑转移的肿瘤患者时使其总的生存期有明显改善。即使是系统治疗，客观反应率仍然很低（7%～15%），中位生存期也只有6～7个月[45,69,70]。序贯服用达卡巴嗪和福莫司汀的反应率也不佳，临床获益并不优于单纯服用福莫司汀[70]。

由于化疗药物的低效性，免疫治疗的新药物，如伊匹单抗或靶向治疗药如BRAF抑制剂，在临床研究中被证明药物反应率较高，均可作为治疗黑色素瘤的选择。最近的一项前瞻性临床Ⅱ期研究，募集了172名拥有BRAF基因突变且发生脑转移的黑色素瘤患者（研究组分别为首次接受治疗的患者和已经接受过脑的定向治疗的患者）。两组临床的试验结果相近，80%的疾病控制率，约4个月的中位无进展生存期和约8个月的中位生存期[71]。伊匹单抗治疗无症状的脑转移黑色素瘤患者时表现出约13%的中央神经系统的反应率和26%的2年生存率[72]。

要点

脑转移瘤的患者推荐使用系统治疗方案，类似治疗其他内脏转移瘤的方法。因细胞毒性药物的疗效差，推荐优选的是较新的治疗药物（伊匹单抗、BRAF靶向药）。

生活质量

目前仅有少数报道是描述全身抗肿瘤药物对Ⅳ期黑色素瘤患者的生活质量的积极影响[73]。这种情况或许可以用缺少长期的临床药物治疗的临床研究来解释[74]。

黑色素瘤患者在诊疗期和疾病进展期的生活质量均受到不同程度的损害[75]。当肿瘤发生转移或肿瘤进展到更高级别的分期时，患者的临床相关症状会增加[73]，因而生活质量受损[73,75]。常见的临床症状包括疼痛、身体限制、恶心、呕吐、乏力和参与社会活动或工作能力的减弱[73,75]。任何肿瘤的治疗不仅要以限制疾病进展为目的，同时要为提升患者的生活质量给予积极的影响。这就强调了增加支持性治疗的必要性[73]。

可以想象，如果肿瘤患者接受治疗后，无病进展期延长而且客观反应率尚可，这表明患者的生活质量至少在这段时间内有所提高。研究靶向治疗肿瘤患者的生活质量的临床数据不断涌现，进一步验证了靶向治疗有益于提升肿瘤患者的生活质量。

参考文献

1　Petersen RP, Hanish SI, Haney JC, et al. Improved survival with pulmonary metastasectomy: an analysis of 1720 patients with pulmonary metastatic melanoma. *J Thorac Cardiovasc Surg*. 2007;133:104-110.

2　Leo F, Cagini L, Rocmans P, et al. Lung metastases from melanoma: when is surgical treatment warranted? *Br J Cancer*. 2000;83:569-572.

3　Brand CU, Ellwanger U, Stroebel W, et al. Prolonged survival of 2 years or longer for patients with disseminated melanoma: an analysis of related prognostic factors. *Cancer*. 1997;79:2345-2353.

4　Manola J, Atkins M, Ibrahim J, Kirkwood J. Prognostic factors in metastatic melanoma: a pooled analysis of Eastern Cooperative Oncology Group trials. *J Clin Oncol*. 2000;18:3782-3793.

5　Morton DL, Mozzillo N, Thompson JF, et al. An international, randomized, phase III trial of bacillus Calmette-Guerin (BCG) plus allogeneic melanoma vaccine (MCV) or placebo after complete resection of melanoma metastatic to regional or distant sites. *J Clin Oncol*. 2007;25(18 suppl):474S. Abstract 8508.

6　Ollila DW, Essner R, Wanek LA, Morton DL. Surgical resection for melanoma metastatic to the gastrointestinal tract. *Arch Surg*. 1996;131:975-980.

7　Sanki A, Scolyer RA, Thompson JF. Surgery for melanoma metastases of the gastrointestinal tract: indications and results. *Eur J Surg Oncol*. 2009;35:313-319.

8　Pawlik TM, Zorzi D, Abdalla EK, et al. Hepatic resection for metastatic melanoma: distinct patterns of recurrence and prognosis for ocular versus cutaneous disease. *Ann Surg Oncol*. 2006;13:712-720.

9　Branum GD, Epstein RE, Leight GS, Seigler HF. The role of resection in the management of melanoma metastatic to the adrenal gland. *Surgery*. 1991;109:127-131.

10　Wornom IL 3rd, Smith JW, Soong SJ, McElvein R, Urist MM, Balch CM. Surgery as palliative treatment for distant metastases of melanoma. *Ann Surg*. 1986;204:181-185.

11　Mornex F, Thomas L, Mohr P, et al. A prospective randomized multicentre phase III trial of fotemustine plus whole brain irradiation versus fotemustine alone in cerebral metastases of malignant melanoma. *Melanoma Res*. 2003;13:97-103.

12　Malignes melanom: diagnostik, therapie und nachsorge. Arbeitsgemeinschaft der Wissenschaftlichen Medizinischen Fachgesellschaften (AWMF). www.awmf.org/leitlinien/detail/ll/032-024OL.html. Accessed June 20, 2013.

13　Eigentler TK, Figl A, Krex D at; Dermatologic Cooperative Oncology Group and the National Interdisciplinary Working Group on Melanoma. Number of metastases, serum lactate dehydrogenase level, and type of treatment are prognostic factors in patients with brain metastases of malignant melanoma. *Cancer*. 2011;117:1697-1703.

14　Fife KM, Colman MH, Stevens GN, et al. Determinants of outcome in melanoma patients with cerebral metastases. *J Clin Oncol*. 2004;22:1293-1300.

15　Wroński M, Arbit E. Surgical treatment of brain metastases from melanoma: a retrospective study of 91 patients. *J Neurosurg*. 2000;93:9-18.

16 Overgaard J, Gonzalez Gonzalez D, Hulshof MCCH, et al. Hyperthermia as an adjuvant to radiation therapy of recurrent or metastatic malignant melanoma. A multicentre randomized trial by the European Society for Hyperthermic Oncology. 1996. *Int J Hypertherm*. 2009;25:323-334.

17 Seegenschmiedt MH, Keilholz L, Altendorf-Hofmann A, et al. Palliative radiotherapy for recurrent and metastatic malignant melanoma: prognostic factors for tumor response and long-term outcome: a 20-year experience. *Int J Radiation Oncol Biol Phys*. 1999;44:607-618.

18 Pyrhönen SO, Kajanti MJ. The use of large fractions in radiotherapy for malignant melanoma. *Radiother Oncol*. 1992;24:195-197.

19 Katz HR. The results of different fractionation schemes in the palliative irradiation of metastatic melanoma. *Int J Radiation Oncol Biol Phys*. 1981;7:907-911.

20 Herbert SH, Solin LJ, Rate WR, Hanks GE, Schultz DJ. The effect of palliative radiation therapy on epidural compression due to metastatic malignant melanoma. *Cancer*. 1991;67:2472-2476.

21 Dossgg LL, Memula N. The radioresponsiveness of melanoma. *Int J Radiation Oncol Biol Phys*. 1982;8:1131-1134.

22 Kirova YM, Chen J, Rabarijaona LI, Piedbois Y, Le Bourgeois J-P. Radiotherapy as palliative treatment for metastatic melanoma. *Melanoma Res*. 1999;9:611-613.

23 Rounsaville MC, Cantril ST, Fontanesi J, Vaeth JM, Green JP. Radiotherapy in the management of cutaneous melanoma: effect of time, dose, and fractionation. *Front Radiat Ther Oncol*. 1988;22:62-78.

24 Rate WR, Solin LJ, Turrisi AT. Palliative radiotherapy for metastatic malignant melanoma: brain metastases, bone metastases, and spinal cord compression. *Int J Radiation Oncol Biol Phys*. 1988;15:859-864.

25 Konefal JB, Emami B, Pilepich MV. Analysis of dose fractionation in the palliation of metastases from malignant melanoma. *Cancer*. 1988;61:243-246.

26 Sause WT, Cooper JS, Rush S, et al. Fraction size in external beam radiation therapy in the treatment of melanoma. *Int J Radiation Oncol Biol Phys*. 1991;20:429-432.

27 Suva LJ, Washam C, Nicholas RW, Griffin RJ. Bone metastasis: mechanisms and therapeutic opportunities. *Nat Rev Endocrinol*. 2011;7:208-218.

28 Bisphosphonat-assoziierte kiefernekrosen. Arbeitsgemeinschaft der Wissenschaftlichen Medizinischen Fachgesellschaften (AWMF). www.awmf.org/leitlinien/detail/ll/007-091.html. Accessed June 20, 2013.

29 Caralt M, Martí J, Cortés J, et al. Outcome of patients following hepatic resection for metastatic cutaneous and ocular melanoma. *J Hepatobiliary Pancreat Sci*. 2011;18:268-275.

30 Kennedy AS, Nutting C, Jakobs T, et al. A first report of radioembolization for hepatic metastases from ocular melanoma. *Cancer Invest*. 2009;27:682-690.

31 Agarwala SS, Panikkar R, Kirkwood JM. Phase I/II randomized trial of intrahepatic arterial infusion chemotherapy with cisplatin and chemoembolization with cisplatin and polyvinyl sponge in patients with ocular melanoma metastatic to the liver. *Melanoma Res*. 2004;14:217-222.

32 Becker JC, Terheyden P, Kämpgen E, et al. Treatment of disseminated ocular melanoma with sequential fotemustine, interferon α, and interleukin 2. *Br J Cancer*. 2002;87:840-845.

33 Peters S, Voelter V, Zografos L, et al. Intra-arterial hepatic fotemustine for the treatment of liver metastases from uveal melanoma: experience in 101 patients. *Ann Oncol*. 2006;17:578-583.

34 Alexander HR Jr, Libutti SK, Pingpank JF, et al. Hyperthermic isolated hepatic perfusion using melphalan for patients with ocular melanoma metastatic to liver. *Clin Cancer Res*. 2003;9:6343-6349.

35 Noter SL, Rothbarth J, Pijl MEJ, et al. Isolated hepatic perfusion with high-dose melphalan for the treatment of uveal melanoma metastases confined to the liver. *Melanoma Res*. 2004;14:67-72.

36 Rizell M, Mattson J, Cahlin C, Hafström L, Lindner P, Olausson M. Isolated hepatic perfusion for liver metastases of malignant melanoma. *Melanoma Res*. 2008;18:120-126.

37 van Etten B, de Wilt JH, Brunstein F, Eggermont AM, Verhoef C. Isolated hypoxic hepatic perfusion with melphalan in patients with irresectable ocular melanoma metastases. *Eur J Surg Oncol*. 2009;35:539-545.

38 Navarra G. Ayav A, Weber J-C, et al. Short- and long term results of intraoperative radiofrequency ablation of liver metastases. *Int J Colorectal Dis*. 2005;20:521-528.

39 Bast RC Jr, Kufe DW, Pollock RE, Weichselbaum RR, Holland JF, Frei E III, eds. *Holland-Frei Cancer Medicine*. 5th edn. Hamilton, Ontario, Canada: BC Decker; 2000.

40 Melichar B, Voboril Z, Lojík M, Krajina A. Liver metastases from uveal melanoma: clinical experience of hepatic arterial infusion of cisplatin, vinblastine and dacarbazine. *Hepatogastroenterology*. 2009;56:1157-1162.

41 Vogl T, Eichler K, Zangos S, et al. Preliminary experience with transarterial chemoembolization (TACE) in liver metastases of uveal malignant melanoma: local tumor control and survival. *J Cancer Res Clin Oncol*. 2007;133:177-184.

42 Balch CM, Gershenwald JE, Soong S-J, et al. Final version of 2009 AJCC melanoma staging and classification. *J Clin Oncol*. 2009;27:6199-6206.

43 Middleton MR, Grob JJ, Aaronson N, et al. Randomized phase III study of temozolomide versus dacarbazine in the treatment of patients with advanced metastatic malignant melanoma. *J Clin Oncol*. 2000;18:158-166.

44 Patel PM, Suciu S, Mortier L, et al; EORTC Melanoma Group. Extended schedule, escalated dose temozolomide versus dacarbazine in stage IV melanoma: final results of a randomised phase III study (EORTC 18032). *Eur J Cancer*. 2011;47:1476-1483.

45 Avril MF, Aamdal S, Grob JJ, et al. Fotemustine compared with dacarbazine in patients with disseminated malignant melanoma: a phase III study. *J Clin Oncol*. 2004;22:1118-1125.

46 Eigentler TK, Caroli UM, Radny P, Garbe C. Palliative therapy of disseminated malignant melanoma: a systematic review of 41 randomised clinical trials. *Lancet Oncol*. 2003;4:748-759.

47 Hauschild A, Agarwala SS, Trefzer U, et al. Results of a phase III, randomized, placebo-controlled study of sorafenib in combination with carboplatin and paclitaxel as second-line treatment in patients with unresectable stage III or stage IV melanoma. *J Clin Oncol*. 2009;27:2823-2830.

48 Szebeni J. Complement activation-related pseudoallergy caused by amphiphilic drug carriers: the role of lipoproteins. *Curr Drug Deliv*. 2005;2:443-449.

49 Tarhini AA, Iqbal F. CTLA-4 blockade: therapeutic potential in cancer treatments. *Onco Targets Ther*. 2010;3:15-25.

50 Tarhini A, Lo E, Minor DR. Releasing the brake on the immune system: ipilimumab in melanoma and other tumors. *Cancer Biother Radiopharm*. 2010;25:601-613.

51 Hodi FS, O'Day SJ, McDermott DF, et al. Improved survival with ipilimumab in patients with metastatic melanoma. *N Engl J Med*. 2010;363:711-723.

52 Robert C, Thomas L, Bondarenko I, et al. Ipilimumab plus dacarbazine for previously untreated metastatic melanoma. *N Engl J Med*. 2011;364:2517-2526.

53 Voskens CJ, Goldinger SM, Loquai C, et al. The price of tumor control: an analysis of rare side effects of anti-CTLA-4 therapy in metastatic melanoma from the ipilimumab network. *PLoS One*. 2013;8:e53745.

54 Yervoy [package insert]. Princeton, NJ: Bristol-Myers Squibb; 2012.

55 Atkins MB, Lotze MT, Dutcher JP, et al. High-dose recombinant interleukin 2 therapy for patients with metastatic melanoma: analysis of 270 patients treated between 1985 and 1993. *J Clin Oncol*. 1999;17:2105-2116.

56 Bhatia S, Tykodi SS, Thompson JA. Treatment of metastatic melanoma: an overview. *Oncology (Williston Park)*. 2009;23:488-496.

57 Andtbacka RHI, Collichio FA, Amatruda T, et al. OPTiM: A randomized phase III trial of talimogene laherparepvec (T-VEC) versus subcutaneous (SC) granulocyte-macrophage colony-stimulating factor (GM-CSF) for the treatment (tx) of unresected stage IIIB/C and IV melanoma [ASCO abstract LBA9008]. *J Clin Oncol*. 2013;31(suppl).

58 Biochemotherapy for the treatment of metastatic malignant melanoma. Cancer Care Ontario. www.cancercare.on.ca/pdf/pebc8-3f.pdf. Accessed June 20, 2013.

59 Kaufmann R, Spieth K, Leiter U, et al. Temozolomide in combination with interferon-alfa versus temozolomide alone in patients with advanced metastatic melanoma: a randomized, phase III, multicenter study from the Dermatologic Cooperative Oncology Group. *J Clin Oncol*. 2005;23:9001-9007.

60 Ji Z, Flaherty KT, Tsao H. Targeting the RAS pathway in melanoma. *Trends Mol Med*. 2012;18:27-35.

61 Davies H, Bignell GR, Cox C, et al. Mutations of the BRAF gene in human cancer. *Nature*. 2002;417:949-954.

62 Chapman PB, Einhorn LH, Meyers ML, et al. Phase III multicenter randomized trial of the Dartmouth regimen versus dacarbazine in patients with metastatic melanoma. *J Clin Oncol*. 1999;17:2745-2751.

63 Hauschild A, Grob J-J, Demidov LV, et al. Dabrafenib in BRAF-mutated metastatic melanoma: a multicentre, open-label, phase 3 randomised controlled trial. *Lancet*. 2012;380:358-365.

64 Flaherty KT, Infante JR, Daud A, et al. Combined BRAF and MEK inhibition in melanoma with BRAF V600 mutations. *N Engl J Med*. 2012;367:1694-1703.

65 Chu EY, Wanat KA, Miller CJ, et al. Diverse cutaneous side effects associated with BRAF inhibitor therapy: a clinicopathologic study. *J Am Acad Dermatol*. 2012;67:1265-1272.

66 ZELBORAF [package insert]. South San Francisco, CA: Genentech USA, Inc; 2012.

67 Carvajal RD, Antonescu CR, Wolchok JD, et al. KIT as a therapeutic target in metastatic melanoma. *JAMA*. 2011;305:2327-2334.

68 Guo J, Si L, Kong Y, et al. Phase II, open-label, single-arm trial of imatinib mesylate in patients with metastatic melanoma harboring c-Kit mutation or amplification. *J Clin Oncol*. 2011;29:2904-2909.

69 Weber JS, Amin A, Minor D, Siegel J, Berman D, O'Day SJ. Safety and clinical activity of ipilimumab in melanoma patients with brain metastases: retrospective analysis of data from a phase 2 trial. *Melanoma Res*. 2011;21:530-534.

70 Chang J, Atkinson H, A'Hern R, Lorentzos A, Gore ME. A phase II study of the sequential administration of dacarbazine and fotemustine in the treatment of cerebral metastases from malignant melanoma. *Eur J Cancer*. 1994;30A:2093-2095.

71 Long GV, Trefzer U, Davies MA, et al. Dabrafenib in patients with Val600Glu or Val600Lys BRAF-mutant melanoma metastatic to the brain (BREAK-MB): a multicentre, open-label, phase 2 trial. *Lancet Oncol*. 2012;13:1087-1095.

72 Margolin K, Ernstoff MS, Hamid O, et al. Ipilimumab in patients with melanoma and brain metastases: an open-label, phase 2 trial. *Lancet Oncol*. 2012;13:459-465.

73 Cashin RP, Lui P, Machado M, Hemels ME, Corey-Lisle PK, Einarson TR. Advanced cutaneous malignant melanoma: a systematic review of economic and quality-of-life studies. *Value Health*. 2008;11:259-271.

74 Kiebert GM, Jonas DL, Middleton MR. Health-related quality of life in patients with advanced metastatic melanoma: results of a randomized phase III study comparing temozolomide with dacarbazine. *Cancer Invest*. 2003;21:821-829.

75 Cornish D, Holterhues C, van de Poll-Franse LV, Coebergh JW, Nijsten T. A systematic review of health-related quality of life in cutaneous melanoma. *Ann Oncol*. 2009;20(suppl 6):vi51-vi58.

第六章　新兴药物与联合治疗

在恶性黑色素治疗中，除了伊匹单抗、选择性BRAF抑制剂——威罗非尼和达拉非尼这些已被证实能延长总生存时间（OS）和无进展生存时间（PFS）外，仍有一些处于Ⅱ期临床研究阶段并即将进入注册研究的靶向药物。在此章节中，我们仅介绍截至2013年初正在进行Ⅰ～Ⅲ期临床研究的药物。常见的靶点和靶向药物如表5.4所示。

MEK抑制剂

在BARF和NRAS突变的恶性黑色素瘤细胞系中已经证实了MEK抑制剂的活性[1]。其中，曲美替尼（Tmmetinib）尤其值得关注。作为首个MEK抑制剂，曲美替尼与化疗相比，能够显著延长Ⅳ期BRAF突变型恶性黑色素瘤患者的PFS（4.8个月：1.5个月）和OS（6个月生存率：81%：67%）[2]。曲美替尼最常见的不良反应有皮疹、腹泻和外周水肿，停止用药或减少剂量后症状可以控制。曲美替尼于2013年5月在美国批准上市，预计2014年初在欧洲上市。

另外，MEK抑制剂Pimasertib和MEK162治疗NRAS突变恶性黑色素瘤的Ⅱ期临床研究已经进行。最近，一项关于Pimasertib对比达卡巴嗪的Ⅱ期多中心、随机、对照研究正在进行（NCT01693068），预计2015年得出结果。MEK162被证实对难治性BRAF突变（PFS达3.7个月）以及NRAS突变（PFS达3.6个月）的恶性黑色素瘤患者有效[3]。预计2013年4月开始招募NRAS突变的恶性黑色素瘤患者进行Ⅲ期临床研究（NCT01763164）。

BRAF与MEK抑制剂联合用药

首个采用选择性BRAF抑制剂联合MEK抑制剂治疗BRAF突变的恶性黑色素瘤的III期临床研究正在进行。近期发表的II期临床数据表明，针对MAP激酶通路的靶向药物可以提高BRAF抑制剂和MEK抑制剂的临床疗效，除缓解率外，还能降低不良反应，如皮肤肿瘤的发生。该研究尤其令人振奋的是，达拉非尼联合曲美替尼较达拉非尼单药相比，PFS由5.8个月延长至9.4个月，1年无进展生存率由9%增加到42%[4]。达拉非尼和曲美替尼联合用药预计在2013年和2014年初分别在美国和欧洲上市。

伊匹单抗与威罗非尼联合用药

2011年7月在美国开展的一项伊匹单抗（一种免疫调节剂）联合威罗非尼（一种BRAF抑制剂）的I期临床研究（NCT01400451），以及一项II期临床研究中，共入组50例BRAF突变的恶性黑色素瘤患者，因出现严重的肝脏毒性被提前终止[5]。因此，目前临床不推荐二者在临床研究外联合使用。

另外，2013年初一项威罗非尼序贯伊匹单抗治疗BRAF V600突变的晚期恶性黑色素瘤的II期安全性临床研究在美国进行（NCT01673854），计划招募45例受试者。

PD-1和PD-L1抗体

细胞程序性死亡-1（PD-1）通路是控制免疫系统的主要开关，肿瘤细胞利用PD-1通路可以逃避T细胞免疫监视。PD-1的配体（PD-L1和PD-L2）可以在多种肿瘤中组成性表达或诱导产生。

体内外的前期临床研究表明，抗PD-1和（或）PD-L1的单克隆抗体可以激活肿瘤特异性T细胞、促进细胞因子的产生和抗肿瘤活性。近来，两个抗PD-1单抗治疗初期或伊匹单抗耐药患者的III期临床研究正在进行。

其中一个PD-1单抗是lambrolizumab（MK-3475，之前称为SCH 900475），能够高选择性地阻断PD-1与其配体相互作用的人源性IgG4-κ同型单抗。Ⅰ期临床数据表明，其在恶性黑色素瘤和肾癌中有效率达40%[6]。最近更新的一项135例转移性恶性黑色素瘤的临床研究数据再次证实这个结论，并发现在伊匹单抗治疗后的患者中同样有效[7]。

另外一个抗PD-1单抗是Nivolumab（BMS-936558），能够直接与PD-1结合的全人源性IgG4-κ单抗。基于一项296例晚期肿瘤患者的临床研究，Nivolumab在恶性黑色素瘤患者（26/94例）中的有效率达28%[8]。

2013年和2014年，全球大规模招募恶性黑色素瘤患者进行Ⅲ期临床研究（NCT01721772，NCT01704287），将为患者的治疗带来更多的选择。2015年以前不可能揭晓最终的试验结果及证实的药物。

而且，首个抗CTLA-4抗体伊匹单抗联合抗PD-1抗体Nivolumab治疗晚期恶性黑色素瘤的Ⅰ期临床研究证实，联合治疗可以使肿瘤迅速退缩，作用持久。17例患者采用后续研究所筛选的剂量治疗时，96例患者部分缓解，3例完全缓解。在第12周初次影像学评价时，9例患者肿瘤负荷均至少缩减了80%。联合治疗组的全部患者（共52例）的总有效率达40%。截至2013年2月，中位随访13个月时，90%缓解患者持续有效，预计1年生存率达82%[9]。一项对比伊匹单抗、Nivolumab及二者联合的前瞻、随机Ⅲ期临床研究正在准备阶段，预计2013年中开始招募受试者。

最近报道了一项全人源化IgG4同型抗PD-L1抗体BMS-936559治疗207例患者的多中心Ⅰ期临床研究，其中55例为恶性黑色素瘤患者。可评估疗效的52例黑色素瘤患者中有9例缓解（包括完全缓解和部分缓解，客观缓解率为17.3%）[10]。另外一个人源性抗PD-L1单抗MPDL3280A，也证实在恶性黑色素瘤、肺癌、肾癌、结直肠癌和胃癌等多种肿瘤中有活性[11]。可评估疗效的140例患者中总有效率达21%，其中恶性黑色素瘤达29%，并且作用持久，在随访至24周时，仍有45%

的患者病情无进展。

PD-L1表达似乎与疗效相关，抗PD-1抗体单独或联合其他治疗的研究正在进行。尽管免疫系统能杀灭转移的肿瘤细胞，但肿瘤细胞如何逃避攻击还未全面了解。最近的研究表明，肿瘤利用免疫抑制配体——如PD-L1来阻止免疫系统攻击。那么，通过药物阻断PD-L1就可以恢复肿瘤特异性T细胞免疫。

其他临床试验

美国国家健康研究所的国家癌症中心在其网站上提供美国和国际临床试验，当前正在进行的临床试验和一些基本信息可以在以下网站查询：www.cancer.gov/clinicaltrials或www.clinicaltrials.gov.

参考文献

1 Solit DB, Garraway LA, Pratilas CA, et al. BRAF mutation predicts sensitivity to MEK inhibition. *Nature*. 2006;439:358-362.

2 Flaherty KT, Robert C, Hersey P, et al; METRIC Study Group. Improved survival with MEK inhibition in BRAF-mutated melanoma. *N Engl J Med*. 2012;367:107-114.

3 Ascierto PA, Schadendorf D, Berking C, et al. MEK162 for patients with advanced melanoma harbouring NRAS or Val600 BRAF mutations: a non-randomised, open-label phase 2 study. *Lancet Oncol*. 2013;14:249-256.

4 Flaherty KT, Infante JR, Daud A, et al. Combined BRAF and MEK inhibition in melanoma with BRAF V600 mutations. *N Engl J Med*. 2012;367:1694-703.

5 Ribas A, Hodi FS, Callahan M, Konto C, Wolchok J. Hepatotoxicity with combination of vemurafenib and ipilimumab. *N Engl J Med*. 2013;368:1365-1366.

6 Patnaik A, Kang SP, Tolcher AW, et al. Phase I study of MK-3475 (anti-PD-1 monoclonal antibody) in patients with advanced solid tumors [ASCO abstract 2512]. *J Clin Oncol*. 2012;30(suppl).

7 Hamid O, Robert C, Daud A, et al. Safety and tumor responses with lambrolizumab (anti-PD-1) in melanoma. *N Engl J Med*. 2013 Jun 2. [Epub ahead of print].

8 Topalian SL, Hodi FS, Brahmer JR, et al. Safety, activity, and immune correlates of anti-PD-1 antibody in cancer. *N Engl J Med*. 2012;366:2443-2454.

9 Wolchok JD, Kluger H, Callahan MK, et al. Nivolumab plus ipilimumab in advanced melanoma. *N Engl J Med*. 2013 Jun 2. [Epub ahead of print].

10 Brahmer JR, Tykodi SS, Chow LQ, et al. Safety and activity of anti-PD-L1 antibody in patients with advanced cancer. *N Engl J Med*. 2012;366:2455-2465.

11 Herbst RS, Gordon MS, Fine GD, et al. A study of MPDL3280A, an engineered PD-L1 antibody in patients with locally advanced or metastatic tumors [ASCO abstract 3000]. *J Clin Oncol*. 2013;31(suppl).

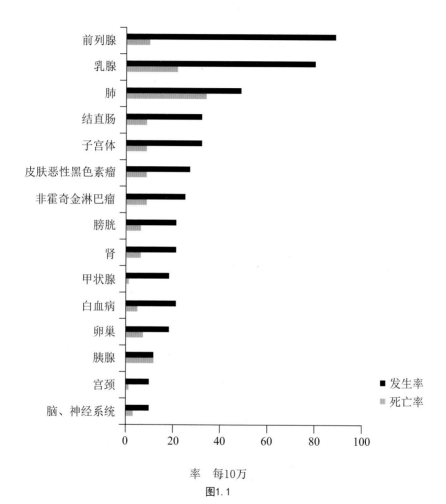

率 每10万

图1.1

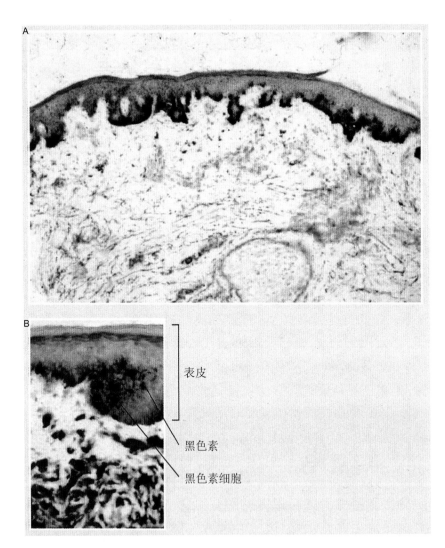

表 皮

黑色素

黑色素细胞

图1.2

T细胞表面的CD28受体与抗原递呈细胞表面的B₇分子结合而启动活化。

表达于T细胞表面的CTLA-4可与CD28竞争结合B₇分子，从而导致T细胞抑制。

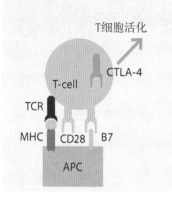
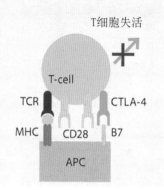

图1.3

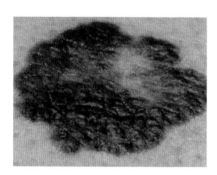
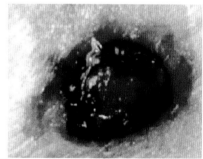
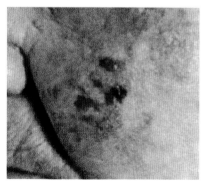
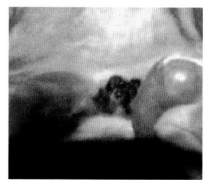

表2.1

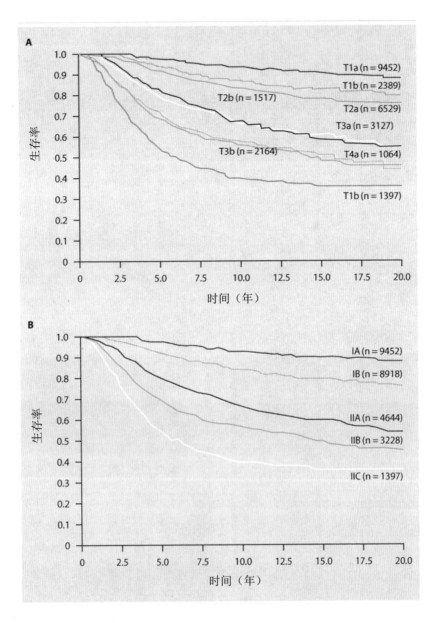

图2.1　待续

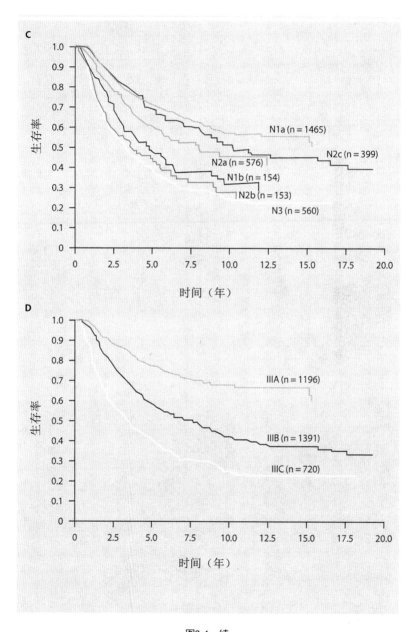

图2.1 续

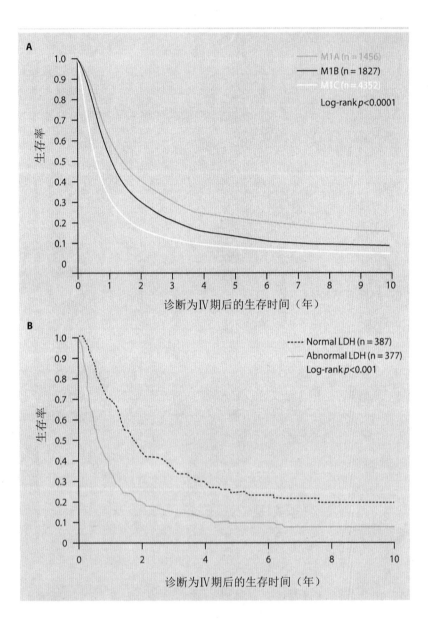

图2. 2

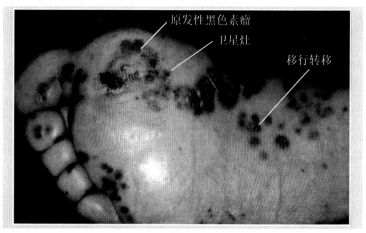

图2.3

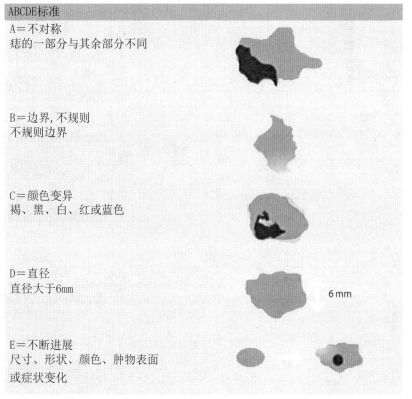

图3.1

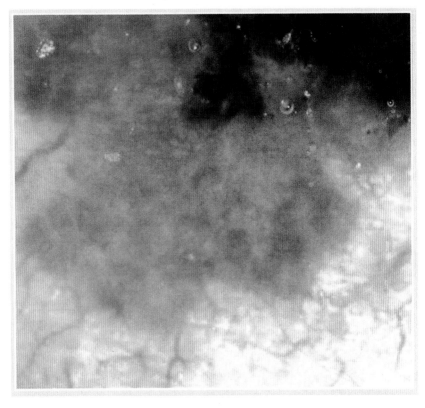

图3.2

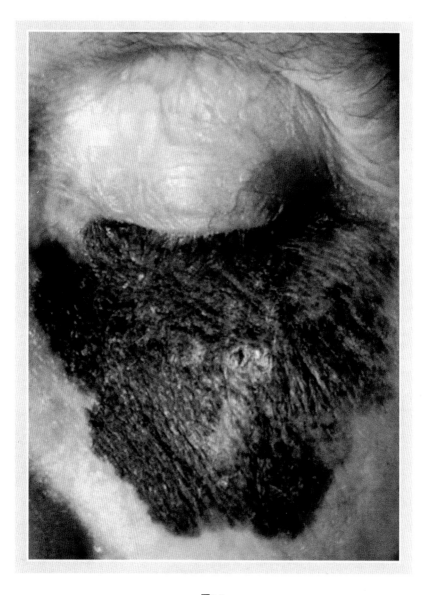

图3.3

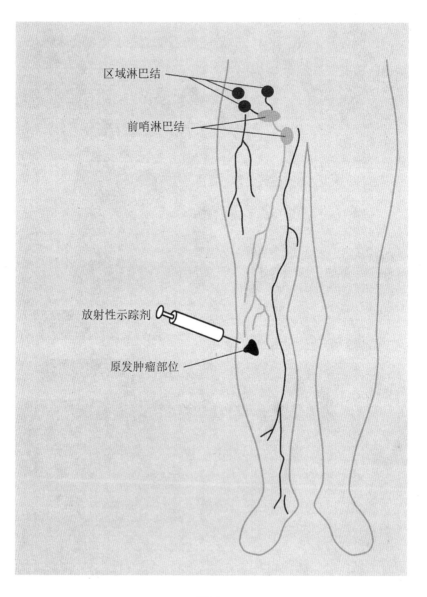

区域淋巴结

前哨淋巴结

放射性示踪剂

原发肿瘤部位

图3.4

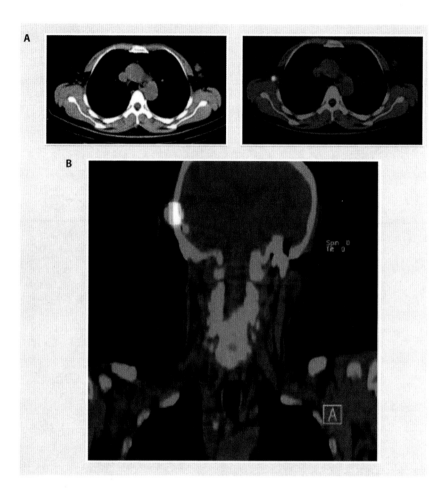

图3.5

A

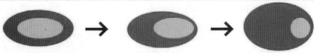

失脐征（灰色区域）：游走至边缘

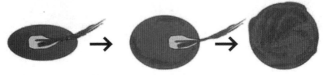

灌注由中央到周边的换位

B

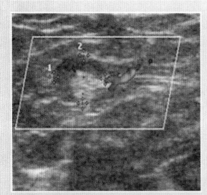

反应性淋巴结
- 中央区回声
- 周边无回声
- 椭圆形

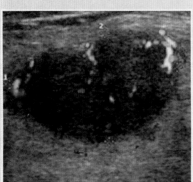

恶性黑色素瘤转移
- 回声较弱
- 气球形状
- 周围征

图3.6

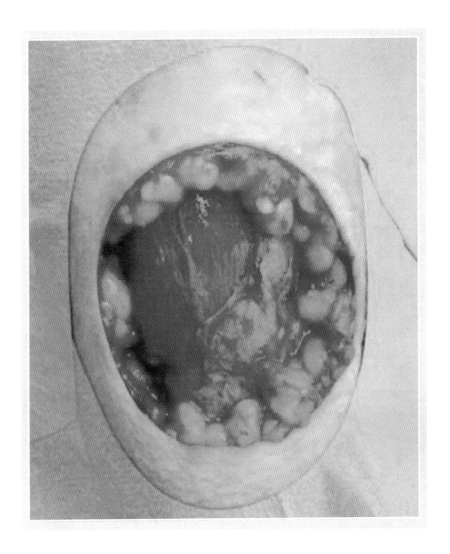

图4.1

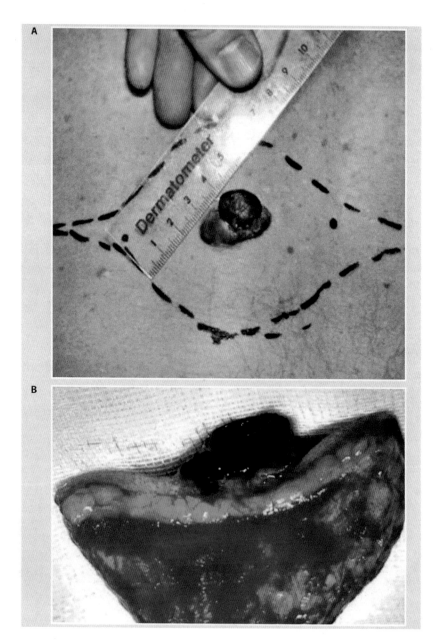

图4.2

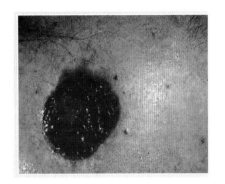

图4.3

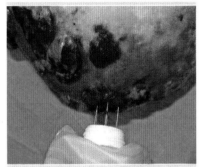

图4.4

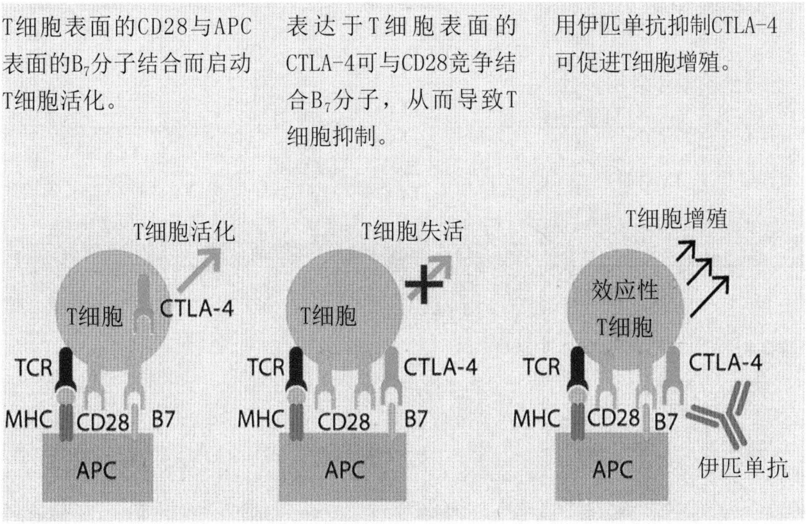

T细胞表面的CD28与APC表面的B_7分子结合而启动T细胞活化。
表达于T细胞表面的CTLA-4可与CD28竞争结合B_7分子，从而导致T细胞抑制。
用伊匹单抗抑制CTLA-4可促进T细胞增殖。
T细胞活化
T细胞
CTLA-4
TCR
MHC
CD28
B7
APC
T细胞失活
T细胞
TCR
CTLA-4
MHC
CD28
B7
APC
T细胞增殖
效应性
T细胞
TCR
CTLA-4
MHC
CD28
B7
APC
伊匹单抗

图5.3

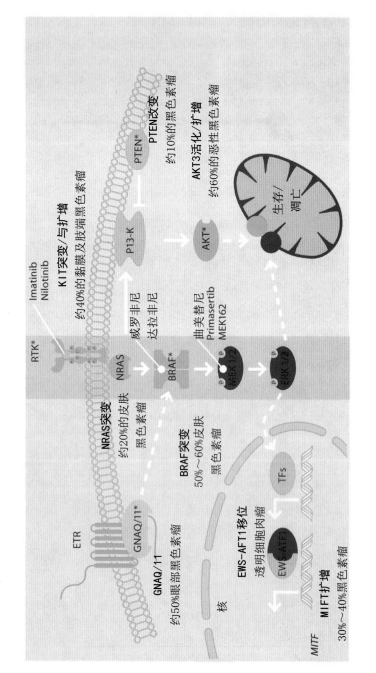

图5.4